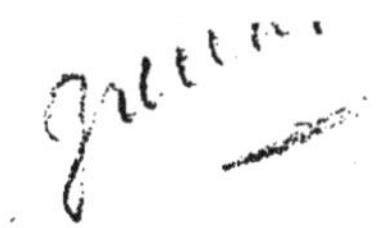

ÉTUDE CRITIQUE

SUR LES

PSYCHOSES DITES POST-OPÉRATOIRES

PAR

LE DOCTEUR VICTOR TRUELLE

ANCIEN INTERNE DES HOPITAUX DE PARIS

INTERNE DES ASILES DE LA SEINE

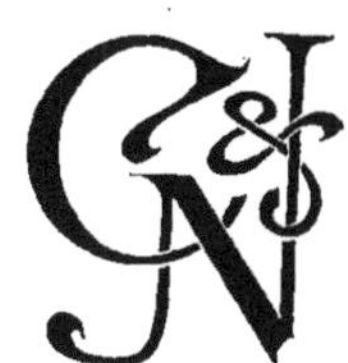

PARIS

GEORGES CARRÉ ET C. NAUD, ÉDITEURS

3, Rue Racine, 3

1898

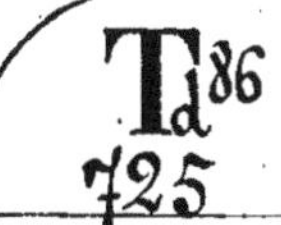

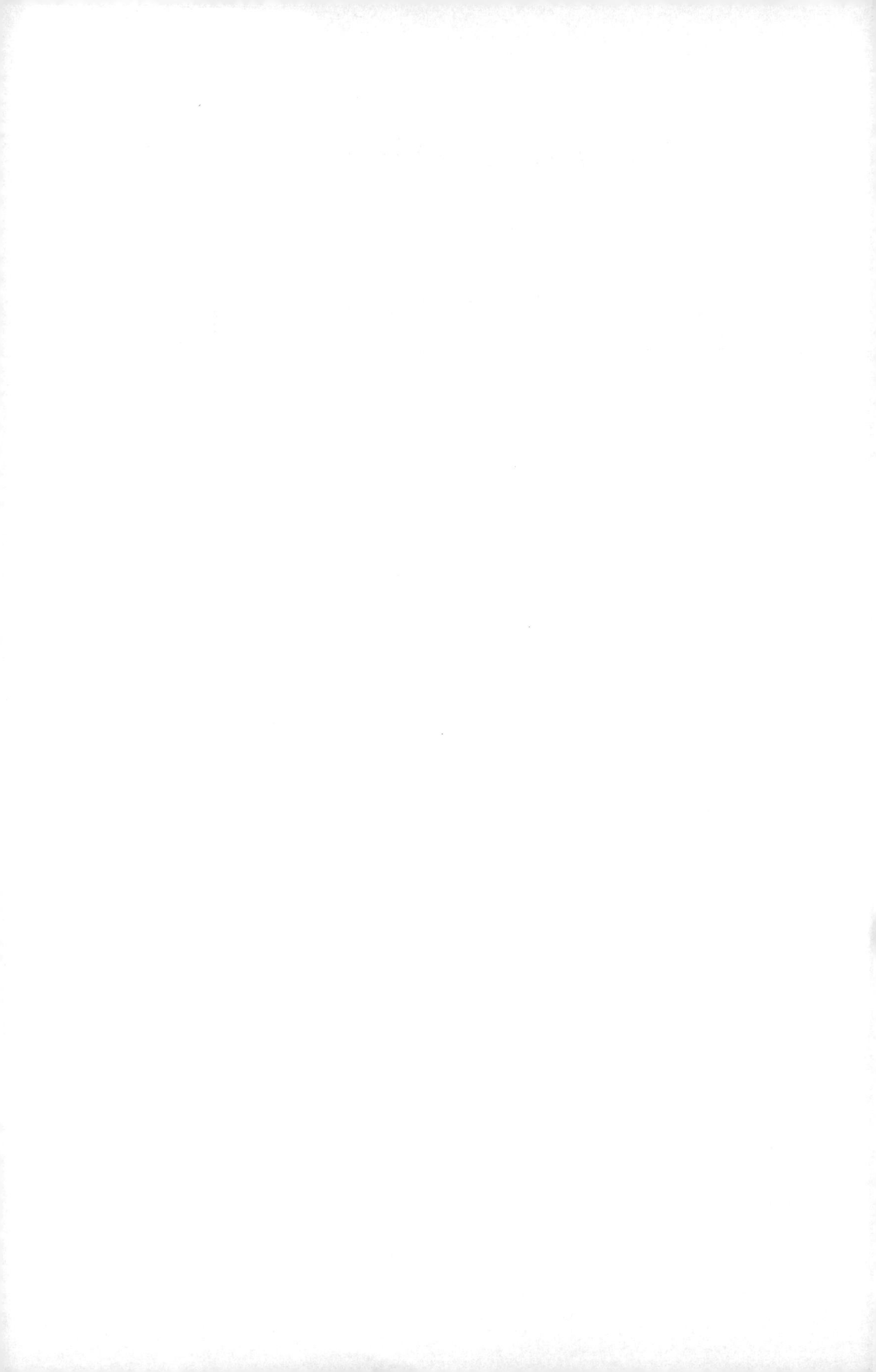

ÉTUDE CRITIQUE

SUR LES

PSYCHOSES DITES POST-OPÉRATOIRES

PAR

LE DOCTEUR VICTOR TRUELLE

ANCIEN INTERNE DES HOPITAUX DE PARIS

INTERNE DES ASILES DE LA SEINE

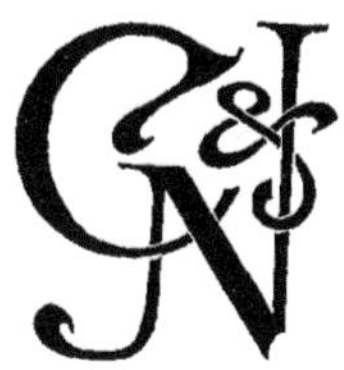

PARIS

GEORGES CARRÉ ET C. NAUD, ÉDITEURS

3, Rue Racine, 3

1898

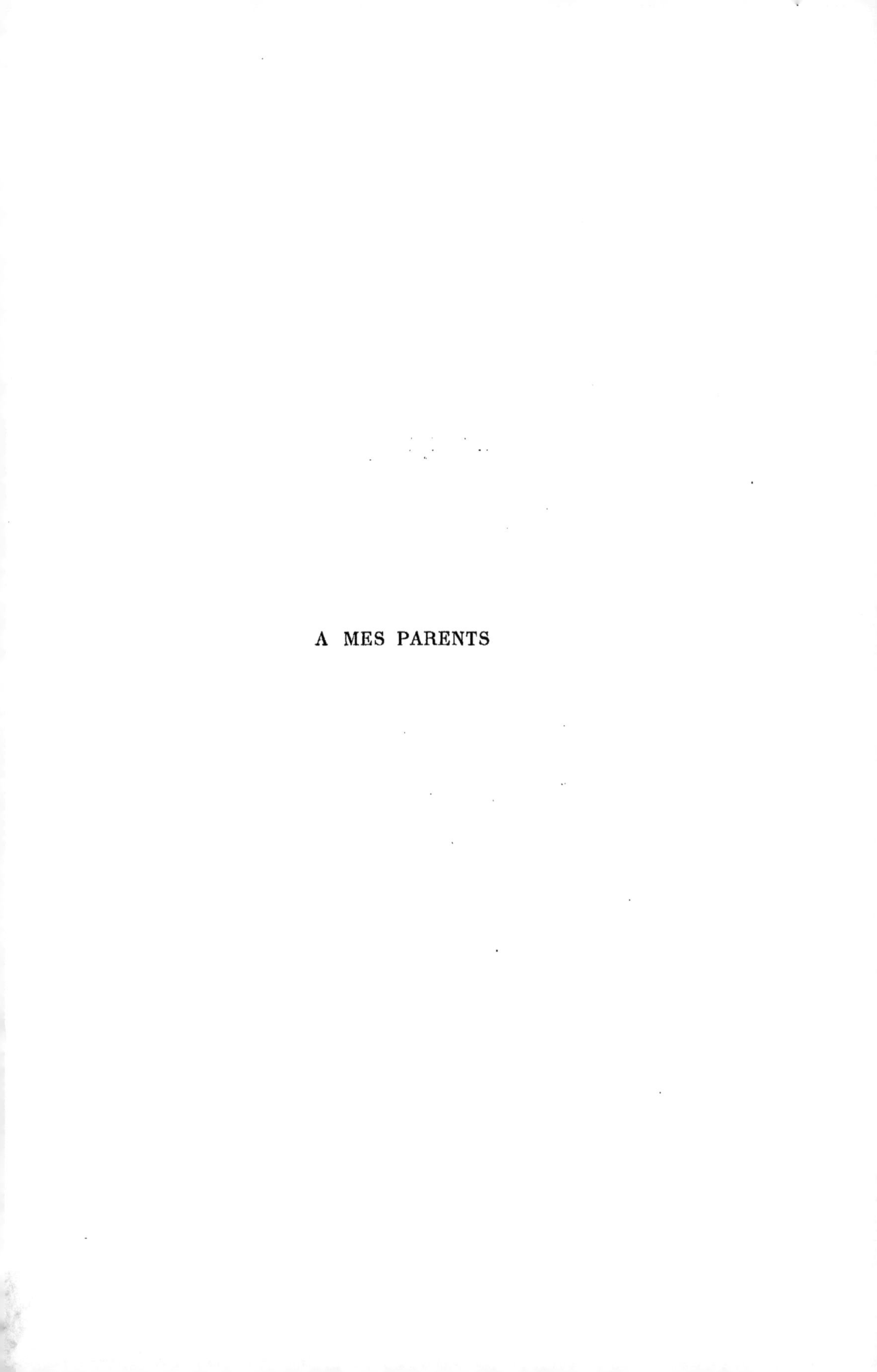

A MES PARENTS

A MON MAITRE

MONSIEUR LE Dr MAGNAN

A MON PRÉSIDENT DE THÈSE

M. LE PROFESSEUR JOFFROY

AVANT-PROPOS

C'est inspiré des idées de notre maître, M. le Dr Magnan, sur le rôle de l'hérédité dans les maladies mentales, et c'est guidé par une série de remarquables leçons faites, en 1897, à la Clinique des maladies mentales par M. le professeur Joffroy, que nous avons entrepris cette étude des psychoses dites post-opératoires.

Que ces deux grands Maîtres de l'aliénation mentale veuillent bien nous permettre de nous placer sous leurs auspices.

Quand on parcourt dans la littérature médicale les publications relatives aux troubles nerveux et psychiques consécutifs à des traumatismes, on est frappé du nombre considérable des faits rapportés. Parmi ceux-ci, une classe à part a été créée où l'on a rangé les désordres mentaux qui succèdent aux opérations chirurgicales ; ce sont ces derniers seuls que nous voulons envisager. Encore, laisserons-nous de côté les opérations qui portent directement sur l'encéphale, comme d'une nature beaucoup trop spéciale ; et les cas d'ablation de corps thyroïde, car la démence particulière, associée à la déchéance physique générale que crée cette opération, est aujourd'hui hors de conteste.

Ainsi, nous nous limiterons à l'étude des troubles psychiques que l'on voit apparaître chez des individus, hommes ou femmes, ayant subi une opération chirurgicale quelconque, autre qu'une trépanation ou une ablation de corps thyroïde.

Mais auparavant, c'est pour nous un agréable devoir d'exprimer notre gratitude aux maîtres qui nous ont dirigé dans le cours de nos études médicales.

Et d'abord, ces remerciements s'adressent à M. Chaput, qui, non content de nous avoir prodigué son enseignement si méthodique, pendant une année d'externat passée dans son service à la Salpêtrière (1894-1895), nous a ultérieurement, dans plusieurs circonstances, donné des marques de sympathique bienveillance.

Que M. Dreyfus-Brisac veuille bien accepter l'expression de notre gratitude pour les excellentes et si pratiques leçons qu'il nous donna dans son service de Lariboisière (externat 1895-1896).

M. le Dr Legrain, médecin en chef à l'asile de Ville-Evrard, nous a initié à la médecine mentale, pendant la très bonne et très utile année d'internat passée dans son service (1896-1897), nous l'en remercions vivement.

M. le Dr Bouchereau, médecin en chef à l'asile Sainte-Anne, s'est montré en toutes circonstances rempli d'une bienveillance inaltérable, nous ne saurons jamais comment le remercier de l'excellente année passée auprès de lui (internat 1897-1898), et des sages conseils qu'il nous a souvent donnés.

Que M. le Dr Magnan, médecin en chef du Bureau d'admission à l'asile Sainte-Anne, dont nous avons actuellement l'honneur d'être l'interne, daigne accepter ce modeste hommage de notre reconnaissance.

Nous remercions vivement M. le Professeur Joffroy qui a bien voulu nous faire l'honneur de présider notre thèse, et nous aider de ses conseils bienveillants.

INTRODUCTION

Existe-t-il des cas de folie qui méritent réellement le nom de *post-opératoires* ? Telle est la question que nous avons eu l'intention d'étudier ici.

Que si par là on entend demander s'il est vrai que consécutivement à des opérations chirurgicales quelconques, autres qu'une trépanation ou une ablation de corps thyroïde, on ait vu survenir certaines perturbations mentales, cela ne fait pas l'ombre d'un doute, il faut répondre par l'affirmative, une foule d'observations en font foi. Mais il ne suffit pas, semble-t-il, pour étiqueter une psychose « post-opératoire », qu'elle se produise après une opération, — et nous verrons, par les cas cités ultérieurement, combien cet « après » est large et étendu pour quelques-uns — il faut en outre qu'il y ait une corrélation certaine, une relation évidente et primordiale de cause à effet entre l'acte opératoire et le trouble mental consécutif.

Pour éviter toute confusion nous tenons à déclarer que nous entendons parler ici de cause efficiente et non occasionnelle.

Or cette corrélation, cette relation de cause à effet, est-elle réellement établie ? C'est ce que laissent en doute la plupart des observations, pour ne pas dire toutes. Quelles sont en effet les conditions nécessaires, ou tout au moins suffisantes, pour créer en médecine une entité morbide ? Il faut que les faits groupés présentent une symptomatologie identique, ou tout au moins fort voisine; il faut en outre que le moment étiologique soit le même pour tous — en tenant compte, bien entendu, des variations individuelles qui réagissent si efficacement sur les maladies, et plus particulièrement sur les maladies mentales. Or, trouvons-nous ces deux conditions remplies dans les cas de folies dites post-opératoires ?

Sans vouloir anticiper sur les développements ultérieurs que comportera cette question, qu'il nous soit permis dès maintenant d'indiquer qu'elles ne nous ont pas semblé réalisées. En effet, parmi les nombreuses observations citées par les auteurs, on trouve signalés presque tous les états pathologiques du cerveau : manie avec tous ses degrés, mélancolie sous toutes ses formes, depuis la simple dépression jusqu'à la mélancolie anxieuse avec refus d'aliments et suicide, confusion mentale, délire hallucinatoire, délire aigu, délire de persécution, démence, paralysie générale ; puis, neurasthénie, états neurasthéniformes, hypochondrie ; sans oublier l'hystérie, l'épilepsie, l'hystéro-neurasthénie, voire même la morphinomanie.

Disons immédiatement que nous reproduisons cette nomenclature comme nous la trouvons chez les auteurs, sans vouloir discuter ici le plus ou moins de bien fondé de ces groupes morbides.

Ainsi la folie dite post-opératoire est le Protée qui peut revêtir toutes les formes. Bien plus, on le verra dans la suite par les observations citées, cette diversité se continue lorsqu'on étudie la date du début des troubles mentaux, début qui varie de quelques heures à plusieurs mois.

Quant à l'étiologie, si à un examen superficiel elle peut paraître simple et unique : l'acte opératoire, — encore ne faudrait-il pas tenir compte du genre d'opération, ni de l'organe opéré — on s'aperçoit bien vite en réalité que cette simplicité n'est qu'apparente.

Une opération en effet est une chose complexe formée de plusieurs éléments, et chacun de ces éléments a eu ses protagonistes pour lui faire jouer un rôle dans l'étiogie de la folie: il y a d'abord les anesthésiques (chloroforme, éther, protoxyde d'azote, cocaïne, etc.) ; puis l'acte opératoire en lui-même, agissant en tant que traumatisme, le choc, qui ferait des délires post-opératoires un cas particulier des délires traumatiques ; ce qui, par parenthèses, et mise à part la question des traumatismes crâniens, ne serait pas heureux ; car s'il est vrai que Dupuytren (1) ait décrit en 1819 un délire nerveux éclatant chez « les traumatisés et chez les opérés nullement alcoolisés », et que son élève Chaillou (2) ait fait de ce sujet l'objet de sa thèse, en revanche il n'est pas moins vrai que Broca, Verneuil (3) et Billroth (4) ont admis l'analogie de ce prétendu délire avec le délire alcoolique.

En troisième lieu on a voulu faire intervenir les agents

(1) Dupuytren. Leç. or. de chir. clin. 2e édit. T. II. p. 231 et suiv.
(2) Chaillou. Du délire nerveux. *Th.* de Paris, 1833.
(3) Verneuil. Mémoires de chirurgie.
(4) Billroth. Elém. de pathol. gén. et chirurg.

antiseptiques employés dans le pansement des plaies, et en particulier l'iodoforme. Enfin, et ce pourrait être là un des moments étiologiques les plus sérieux, en tout cas des plus intéressants, dans ces derniers temps on a fait jouer dans l'éclosion de ces troubles un rôle prépondérant à l'auto-intoxication produite par le fait de la suppression de glandes, les ovaires, ayant dans l'organisme le rôle de destructeurs de poisons. Malheureusement les observations citées et les expériences tentées dans ce sens n'ont encore rien fourni de bien probant. Nous y reviendrons plus longuement dans la suite. D'autres encore ont fait jouer un rôle capital à une complication qui tend aujourd'hui à disparaître, l'infection chirurgicale. Même on a mis en avant pour expliquer les désordres mentaux qui surviennent chez les individus opérés de la cataracte, l'obscurité où se trouvent plongés ces malades consécutivement à l'intervention et la compression du globe oculaire par le pansement.

Ainsi ce n'est déjà plus un agent qui intervient pour produire la folie, mais sept, et encore ne sommes-nous peut-être pas complet.

A un autre point de vue, on a mis en cause l'âge avancé de l'opéré, son affaiblissement général, son état mental immédiatement antérieur, et notamment la frayeur qu'éprouvent d'une opération certains malades ; l'ennui, la honte que peuvent avoir les opérés d'être privés d'un membre ou d'un organe important, le chagrin de se sentir différents des autres individus.

Pourtant, et nous nous plaisons à le reconnaître, la plupart des auteurs admettent une dernière cause, la prédisposition héréditaire ou acquise, mais peut-être pas d'une façon assez exclusive. C'est pour nous au contraire la seule cause réelle et efficiente; et en cela nous ne faisons que nous ranger à l'opinion de notre maître, M. Magnan. Tout le reste peut être considéré comme absolument secondaire. Sans doute l'opération avec tous ses éléments, joue dans quelques cas un rôle dans la genèse des accidents, mais combien minime et toujours purement occasionnel, en comparaison de l'hérédité, cause réellement efficiente.

Notamment pour ce qui est de l'âge avancé des malades, n'est-ce pas déjà par lui-même une prédisposition; puis, il n'est pas absolument démontré que dans les cas rapportés un certain degré d'affaiblissement des facultés n'ait pas précédé l'acte opératoire, cela semble même rationnellement vrai. Quant à l'état moral de l'opéré tant avant qu'après l'opération, n'est-on pas autorisé à se demander si cette émotivité particulière n'est pas elle-même sous la dépendance d'une prédisposition; en tout cas, il ne manque pas d'individus qui, bien que ne s'étant soumis qu'avec une appréhension, bien légitime en somme, à une opération chirurgicale grave, n'ont cependant pas de ce fait déliré ultérieurement.

Or, si dans l'étiologie on fait intervenir toutes ces causes : anesthésiques, choc opératoire, antiseptiques, auto-intoxication, infection, obscurité, état moral de l'opéré avant et après l'intervention, âge du malade, état général, pourquoi délires post-opératoires, plutôt que post-anesthésiques, ou iodoformiques, ou toute autre chose encore.

Il est, nous le répétons après M. le Professeur Joffroy, une grande cause qui régit tous ces faits, qu'on retrouve d'une façon générale à la base de toute aliénation mentale, et qu'il ne faut pas perdre de vue, c'est la prédisposition héréditaire ou acquise. Donc, ainsi que le dit M. Magnan, il n'y a pas à proprement parler de folie post-opératoire, pas plus qu'il n'y a de folie de la ménopause, de folie menstruelle, ou de folie puerpuérale.

Si l'on voulait en effet dénommer d'un terme spécial chaque psychose d'après sa cause immédiatement tangible, il faudrait un nom différent pour chaque fait particulier, sans compter les cas où la cause immédiate nous échappe. Ne serait-ce pas comme si on voulait distinguer chaque manifestation cutanée, ou rénale, ou hépatique, d'un arthritique, d'après la cause occasionnelle qui l'a produite, sans prononcer le mot d'arthritisme ?

C'est pourquoi nous nous sommes cru autorisé à intituler ce travail bien imparfait sans doute, des psychoses *dites* post-opératoires. Notre but en effet est de faire ressortir que dans toutes les observations un peu complètes publiées à ce sujet, on trouve non pas une seule cause occasionnelle, mais plusieurs, dans la genèse des troubles mentaux et en première ligne une cause efficiente unique, la prédisposition héréditaire ou acquise.

Et par là, nous ne craignons pas de le répéter, nous estimons nous soumettre à l'opinion de notre maître, M. Magnan ; nous aurons du reste pour nous guider une série de leçons faites à l'asile clinique par M. le professeur Joffroy, leçons auxquelles nous nous réservons de faire de larges emprunts.

Voici maintenant comment nous entendons diviser notre sujet :

Dans une première partie nous ferons l'historique de la question.

Dans une seconde partie nous exposerons, en les discutant, diverses observations prises chez les auteurs et celles que nous avons pu recueillir personnellement.

Dans un troisième chapitre nous reprendrons la discussion détaillée des diverses opinions émises.

Enfin nous tirerons les conclusions que nous aura semblé comporter cette étude.

HISTORIQUE

Les « *psychoses dites post-opératoires* » pouvant à un certain point de vue être considérées comme un cas particulier des psychoses dites « sympathiques », et l'ayant été, au début du moins, il paraît intéressant de suivre chez les auteurs l'évolution des idées sur ce sujet ; on se rendra mieux compte ainsi de l'histoire de la question qui nous occupe.

Ball, dans son « *Traité des maladies mentales* » (1), nous apprend que Platon distinguait deux sortes de délires : le *délire d'origine céleste*, délire des prophètes, des poètes, des bacchantes, des amants ; et le *délire d'origine terrestre* qui reconnaissait pour cause toutes les altérations des humeurs qui peuvent troubler le jeu des divers organes.

Déjà du temps d'Homère et d'Aristophane, l'origine bilieuse de la folie était couramment admise (2).

Hippocrate insiste sur les rapports de la manie avec divers états physiques morbides : irritation de l'estomac, dysménorrhée, suppression du flux menstruel et des lochies (3).

Arétée (de Cappadoce) place le siège de la manie et de la mélancolie dans les viscères.

(1). Ball. Traité des maladies mentales, 2e édit. 1891, p. 7.
(2). Loiseau. Sur la folie sympathique. Th. de Paris, 1896.
(3). Régis. *Dictionnaire encyclopédique des Sciences médicales* 1884. art. Folie sympathique.

Galien distingue les affections primitives et les affections consécutives des fonctions dirigeantes : la folie idiopathique, et la folie sympathique ou par consensus, cette dernière se distinguant par sa durée transitoire.

Ses idées admises par les derniers auteurs de la période gréco-romaine, puis par les Arabes et les Arabistes, fleurirent surtout pendant toute la période du moyen-âge jusqu'à la fin du xviie siècle.

Mais c'est surtout avec Ch. Lepois, Thomas Willis, Cullen que la théorie des sympathies triomphe. Sauvages (1706-1767) le premier, parle de manie sympathique, de manie laiteuse.

Pinel (1809) qui plaçait le siège primitif de l'aliénation mentale dans la région de l'estomac et des intestins, reconnaît que « l'énergie d'une impression physique ou d'une affection morale tient autant à l'intensité de la cause déterminante qu'à la sensibilité individuelle : C'est même cette sensibilité qui intervient à certaines époques de la vie des femmes, telles que la puberté, la grossesse, les couches, et ce qu'on appelle l'âge critique (1) ».

« Une cause très fréquente de l'aliénation mentale, dit-il, plus loin, tient à des suites de couches qui peuvent donner lieu à la manie sous les formes les plus variées ».

Néanmoins Pinel reconnaît une prépondérance notable des causes morales sur les causes physiques de la manie et de la mélancolie. Dans une moyenne prise sur 4 années, il trouve 0,597 comme rapport des causes morales sur la somme totale des causes physiques et morales de la

(1). Ph. Pinel Aliénation mentale. 2e édit. 1809, p. 10.

manie chez la femme, et 0,815 pour la mélancolie. Parmi les causes physiques les plus ordinairement observées, il cite : la suppression ou la cessation d'un écoulement périodique, un accident pendant les couches, des coups portés sur la tête.

GEORGET, FODÉRÉ, au contraire, rejettent absolument la folie sympathique. ESQUIROL s'en montre partisan résolu et crée la folie puerpuérale.

LOUIS attribue aux lésions des plaques de Peyer le délire qui survient souvent dans la fièvre typhoïde.

GUISLAIN, BAZIN, AZAM (de Bordeaux) (1), insistent sur le rôle des affections utérines dans la genèse des maladies mentales et créent la folie utérine.

Deux années auparavant (1856) avait eu lieu à la Société médico-psychologique la fameuse discussion soulevée par la thèse de LOISEAU sur les folies sympathiques. Les partisans des folies sympathiques sont alors BROUSSAIS, BAYLE, LOYER VILLERMAUX, BELHOMME, EDM. COUROT, ARCHAMBAULT, LEGRAND DU SAULLE.

En Allemagne, JACOBI qui s'était montré le partisan le plus acharné de l'école somatique, devient le grand promoteur des folies sympathiques, et dès lors ne considère plus la folie que comme une simple manifestation des maladies organiques. SCHRŒDER VAN DER KOLK le suit dans cette voie et distingue nettement deux genres de folies : la folie cérébrale et la folie sympathique, la part de cette dernière étant de beaucoup la plus importante.

FUNCKE (1848), publie sur ce sujet un travail qu'il inti-

(1) AZAM. De la folie sympathique provoquée ou entretenue par des lésions organiques de l'utérus et de ses annexes, in-8°. Bordeaux, 1858.

tule : *Quo modo corporis conditiones in formas insaniæ et primarias et secundarias valeant*,

Dès lors vont triompher toutes ces divisions qui paraissent actuellement bien artificielles de folie cardiaque, folie puerpuérale, folie tuberculeuse, folie cancéreuse, folie menstruelle, folie utérine etc. etc.

Dans ces conditions on ne pouvait évidemment manquer de faire jouer aussi à la chirurgie son rôle dans l'étiologie de la folie.

Pour ce qui est des traumatismes et plus particulièrement des opérations chirurgicales elles-mêmes, A. Paré, au XVIe siècle, semble être le premier qui y ait attaché quelque importance lorsqu'il recommande « qu'avant l'opération le malade doit être maintenu dans un état d'esprit calme, afin d'éviter le délire ou autres mauvais effets ».

En 1804 Schrœtter, en Allemagne avait bien écrit sur cette question un ouvrage : *De morbis animi, præcipue in combinatione vulnerum*; mais l'opinion de Schrœtter reste isolée et ne fait pas école.

Dupuytren (1819) (1), décrit un délire nerveux, distinct du delirium tremens et survenant chez des blessés et chez des opérés nerveux, nullement alcoolisés. Notons en passant cette restriction que ce délire n'éclate que chez les malades nerveux.— Il cite notamment, comme opérations en cause, une cataracte opérée par abaissement, une castration pour cancer du testicule, une kélotomie pour hernie étranglée chez un homme de 72 ans, trois plaies du cou et des membres résultant de tentative de suicide. Ce

(1) Dupuytren. Leç. or. de Clin. chirurg. 2e édit, 1819, T. II. p. 231.

délire nerveux étudié à nouveau dans la thèse de Chaillou (1), élève de Dupuytren, devait être vigoureusement combattu par Broca, et plus tard par Festal (2), qui l'identifient avec le délire des alcooliques. Verneuil et Billroth, admettent aussi cette identité, pendant un temps du moins, car plus tard ils revinrent à la distinction des deux variétés de délire chez les traumatisés et chez les opérés : l'un à forme d'excitation qui serait d'origine alcoolique, l'autre à forme lypémaniaque avec dépression, et qui, comme tel, ne saurait avoir la même origine, l'alcool produisant toujours un délire d'excitation. Est-il besoin de dire que cette opinion est absolument fausse ? Chacun ne sait-il pas en effet que M. Magnan (3) a décrit, avec nombreuses observations à l'appui, à côté du delirium tremens, une folie alcoolique qui elle, peut parfaitement bien revêtir la forme dépressive. Pour expliquer ce retour sur lui-même, Billroth (4), signale deux cas de délire maniaque survenus après des opérations de rhinoplastie. « J'ai vu, dit-il, à la clinique chirurgicale de Berlin, deux malades opérés de rhinoplastie complète, présenter une mélancolie très accentuée avec prédominance d'idées religieuses. Ils étaient catholiques ; l'un, jeune homme, se creusait sans cesse le cerveau pour comprendre le mystère de la Trinité ; l'autre, jeune fille, tâchait de se punir par la prière et la mortification d'avoir cédé à la vanité au point de se refaire un nez, le sien ayant été complètement détruit par un lupus ; chez le jeune homme,

(1) Chaillou. Etude sur le délire nerveux. *Th.*, Paris, 1833.
(2) Festal. Etude sur le délire nerveux traumatique. *Th.*, Paris, 1877.
(3) Magnan. Recherches sur les centres nerveux.
(4) Billroth. Elém. de Pathol. gén. et chirurgic. 1868, p. 432.

on remarqua plusieurs fois de violents accès de fureur ; les deux malades se rétablirent tout à fait au bout de quelques semaines ». Or ce délire à prédominance mystique, ces interrogations à forme de doute obsédant, ces impulsions violentes ne rappellent-ils pas étrangement ce que M. Magnan, a enseigné sur la folie des héréditaires dégénérés (1).

Griesinger (2), publie en 1861 l'observation d'une femme hystérique qui après une blessure accidentelle de l'œil tombe dans une « mélancolie profonde ».

Sichel (3), décrit en 1863, un délire particulier qu'il observe sept ou huit fois après des opérations de cataracte ; il l'a toujours observé chez des vieillards et dans quelques cas il en fait un vulgaire delirium tremens ; pour ce qui est des autres, dit-il, il faut rejeter cette interprétation.

Lanne (4), Magne (5), la même année, publient des observations semblables.

En 1865, Courty signale la première observation de folie consécutive, à une opération gynécologique : il s'agit d'un cas de manie aigüe développée à la suite d'une ovariotomie.

Dix ans plus tard est publié le cas du docteur Davidson (6), relatif à une manie consécutive à une amputation de cuisse.

(1) Magnan. Des signes physiques, intellectuels et moraux de la folie héréditaire. *Encéphale* 1885, p. 696 et 1886, p. 84.

(2) Griesinger. Pathologie und Thérapie der psychischen krankheiten 1861 p. 183.

(3) Sichel. Sur une espèce particulière de délire sénile qui survient parfois après l'extraction de la cataracte. *Union médicale* 1863.

(4) Lanne. Du délire consécutif à l'opération de la cataracte. *Gaz. des hôpit.* n° 57.

(5) Magne. *Bulletin de thérap.* 1863 p. 463.

(6) Davidson. *The Lancet*, 9 janvier 1875.

La même année (1875), BARWELL fait à la Clinical Society of London, une communication sur un cas de manie aigüe, suite d'ovariotomie. A ce propos LAWSON TAIT et EDITH, disent avoir observé un cas de manie et un cas de mélancolie aigüe, après une semblable opération.

En 1878, paraît un travail très curieux de SCHMID-RIMPLER (1), sur une forme particulière de délire post-opératoire survenu après des opérations de cataracte ; l'auteur cite deux cas qu'il donne comme des exemples de l'influence de la cure dans l'obscurité sur la genèse des troubles mentaux : or il s'agit de délires à hallucinations multiples et fugaces, à prédominance visuelle ; ils sont bruyants, rapides et transitoires ; en outre la première malade est une femme qui fait journellement usage des spiritueux, l'autre, un berger de 19 ans, prend régulièrement à jeun un verre d'eau-de-vie : ce qui n'empêche pas Schmid-Rimpler d'ajouter : « il n'a jamais été un buveur proprement dit » ! Dès lors n'est-il pas rationnel d'ajouter au moins autant d'importance à ce qu'on peut appeler des habitudes alcooliques qu'à l'influence de l'obscurité dans la genèse de ces délires ?

A partir de cette époque, les observations deviennent de plus en plus nombreuses.

En 1880, les docteurs HERM LOSSEN et FUERSTNER (2) d'Heidelberg, citent le fait d'une femme chez qui, à la suite d'une hystérectomie, éclate un accès de manie qui dure six semaines. En même temps Fuerstner, rapporte un certain

(1) SCHMID-RIMPLER. *Arch. für Psch.* Bd IX, Heft 2.
(2) HERM LOSSEN et FUERSTNER. *Berlin Klinisch Wochensch* n° 34, 23 août 1880, p. 481.

nombre de cas de folie survenus à la suite d'opérations sur les yeux ayant abouti à la cécité.

Schnabel (1883) publiant la statistique de sa clinique d'Innsbruck, dans l'intervalle compris entre les années 1877 et 1882, trouve sur 183 opérations de cataracte, 12 cas de troubles mentaux consécutifs, soit 6,5 0/0. Pour ce qui concerne la clinique de Jäger à Vienne, il ne trouve plus sur 1500 opérés que 11 fois du délire, soit 0,75 0/0. En outre tous les cas observés ont trait à des individus dont l'âge moyen était de 76 ans ; dans la moitié des cas les troubles apparurent pendant le jour, dans l'autre moitié pendant la nuit ; dans quelques-uns enfin, ils se développèrent après l'enlèvement du bandeau occlusif. Pour Schnabel il faut attribuer ce délire à des troubles circulatoires survenant dans des cerveaux atrophiés par la sénilité; ce qui rappelle la théorie émise par Durand-Fardel (1) et Geist (2) pour expliquer leur « délire aigu des vieillards ».

En 1884 paraît l'article de M. Régis, dans le Dictionnaire Encyclopédique des Sciences Médicales au sujet des « Folies sympathiques », article auquel nous reconnaissons avoir fait de nombreux emprunts pour la partie historique de la question.

L'année suivante (1885) Barwell publie un nouveau cas de folie après ovariotomie et un autre après hystérectomie. A propos de cette communication Torton, Keth, Dent, signalent des faits analogues (3); Méréditн voit également

(1) Durand-Fardel. Traité des maladies des vieillards.
(2) Geist. Clinique des maladies des vieillards. 1860.
(3) Pathological society of London *in The medic. Brit. Journ.* 21 mars 1885.

une manie succéder à une ovariotomie. Bristove rapporte deux cas analogues.

Landesberg (1) signale à nouveau 3 cas de délire consécutif à des opérations de cataracte ; ces trois faits sont relatifs à des vieillards. Kretschmer (2) rapporte un cas semblable.

En 1887 Traube à propos d'un cas d'hypochondrie ayant succédé à une périnéorraphie relate six autres cas de folie consécutive à des opérations chirurgicales.

M. Polaillon publie dans l'*Union Médicale* du 22 octobre 1887 l'observation d'une femme de 35 ans qui, opérée le 11 août d'un fibromyome du fond de l'utérus par hystérotomie abdominale avec castration, s'agite six jours après l'intervention, veut se lever et défaire son pansement, prononce des propos incohérents ; l'agitation va s'accentuant pendant deux jours, se complique de gâtisme épisodique, puis il y a des moments de calme relatif, mais qui ne sont que les précurseurs d'un état mélancolique profond qui bientôt va s'installer à demeure et exige le transfert de la malade à l'asile Sainte-Anne le 3 octobre. Notons, pour nous en servir en faveur de notre opinion, que l'auteur reconnaît avoir remarqué chez cette femme, avant l'opération, un caractère taciturne et bizarre, une grande grossièreté de langage.

La même année (1887) paraît l'importante thèse de M. Bataille, « Traumatisme et Névropathie » ; bien que dans l'article qu'il réserve à l'aliénation mentale l'auteur

(1) Landesberg. *Centralblatt für Augenheilkunde.* 1885.
(2) Kretschmer. » » 1887.

ait surtout en vue les faits de traumatismes crâniens, il signale cependant quelques observations que nous reproduirons à titre de curiosité et sans plus de commentaires. La première due à Levison concerne un individu atteint d'hypochondrie à la suite d'extractions de chicots dentaires ; ce malade d'ailleurs, ajoute Levison guérit rapidement grâce à des grogs que son médecin lui ordonna, mais plus tard il devint dément à la suite d'un deuil. Nous n'insistons pas. Une autre a trait à un homme de 40 ans, dont le père et l'oncle sont aliénés, qui lui-même atteint d'affection vénérienne grave entre à Charenton, et qui, cinq jours après, à la suite d'un cathétérisme difficile de l'urèthre est pris de manie très violente, laquelle on ne manque pas de mettre sur le compte du cathétérisme. On comprend dès lors qu'après de tels faits, M. Bataille insiste à bien juste titre sur la nécessité d'une prédisposition pour produire la folie dans ces cas.

Signalons encore de M. Charpentier cette classification du « délire chronique et des idées morbides de persécution » exposée à la Société médico-psychologique le 31 octobre 1887, classification qui a du moins le mérite de l'originalité et dans laquelle il distingue ce premier groupe : « Idées morbides de persécution pouvant aller jusqu'au délire, d'origine traumatique ou chirurgicale ».

Edward J. Ill de New-York, dans un petit mémoire intitulé : « Psychopathies aiguës à la suite des opérations de gynécologie » rapporte en tout dix observations, dont trois personnelles : un cas de manie aiguë et un cas de mélancolie après ovariotomie et un autre cas de mélancolie après une opération portant sur la vessie. Les sept autres sont empruntées à P. Ruge, Duerelius, A. Martin, Graube.

Czempin signale cinq cas qu'il classe ainsi d'après la nature de l'intervention :

2 cas après ablation du rectum pour carcinome,

1 cas après une opération de prolapsus utérin,

1 après une extirpation d'hémorrhoïdes,

1 après une ovariotomie ; celui-ci suivi de mort au neuvième jour.

Girouk a vu une mélancolie grave succéder à une simple périnéorraphie.

Savage, dans un numéro de décembre 1886 du *Brit. Med. Journ.* rapporte cinq cas de folie consécutive à des opérations de gynécologie, et rejetant toute influence du traumatisme opératoire, donne le premier rang dans la genèse des accidents aux anesthésiques, quels qu'ils soient, y compris le protoxyde d'azote.

Par contre l'année suivante, Werth, de Kiel (1), au Congrès de la Société allemande de gynécologie, tenu au mois de mai à Halle, signalant sur 228 opérées 6 cas de folie : une manie aiguë et cinq formes dépressives, attribue nettement la psychose au traumatisme opératoire, et repousse l'intervention des antiseptiques : dans quatre en effet de ces six cas il ne se servit pas d'iodoforme et dans les deux autres il l'employa d'une façon très modérée.

Lauger, Martin, Ahlfeld, Frommel, dans le même Congrès, citent des faits analogues, mais sans attacher grande importance à l'action du traumatisme.

(1) Werth. Des psych. apparaissant à la suite d'opérat. sur l'appar. génital de la femme. *Berl. Klin. Wochensch.* 27 août 1888.

Au mois de décembre de la même année Sheperd (1), à l'occasion d'un cas de manie post-opératoire, relève six observations de psychoses consécutives à des opérations diverses : ouverture d'une arthrite suppurée du genou, opération de hernie étranglée, ablation de cancer du sein, ouverture d'un abcès de la région lombaire, incision d'un phlegmon du bras. L'auteur après avoir remarqué que le plus souvent ces faits ont été vus chez des alcooliques, fait jouer dans leur genèse le principal rôle au traumatisme opératoire.

Par contre, Sanger, dans deux cas observés, attribue les symptômes de perturbation mentale à l'iodoforme bien que, dit-il, on en ait usé avec modération.

En 1889, les faits de ce genre deviennent encore plus nombreux, l'attention générale étant attirée de ce côté.

Tillebrown (2), d'Hambourg, signale trois cas de troubles mentaux observés par Prochowick à la suite d'opérations de gynécologie : dans l'un, il s'agissait d'une mélancolie aiguë développée *quatre mois* après l'opération et dans laquelle, 3 ans après, la malade améliorée présentait encore cependant des périodes d'excitation. Dans le second, ce fut aussi une mélancolie qui débuta *trois mois* après l'opération, et qui, un an après persistait encore avec des intervalles d'accalmie. Enfin le troisième cas est relatif à une manie aiguë ayant éclaté *trois mois* après l'intervention et qui, elle, se termina par guérison. Ne soyons pas trop surpris du long intervalle écoulé entre l'acte opé-

(1) Sheperd. *The internat. Journ. of the médic. Sc.* décembre 1888. p. 591.
(2) *Journal américain d'obstétrique.* Janv. 1889.

ratoire et le début de la psychose, car l'auteur nous avoue qu'il s'agissait de femmes prédisposées !

M. le Professeur MAIRET (1), de Montpellier, fait sur les « folies post-opératoires » deux cliniques à propos d'un cas de folie survenue chez une femme de 42 ans opérée par M. Tévenat d'un kyste hydatique du foie. L'auteur y discute les diverses opinions émises pour expliquer les faits signalés dans la littérature ; il se demande comment l'opération en elle-même peut agir, par sympathie ou par traumatisme ; ayant de son côté constaté que « ce n'est que les opérations graves et plus particulièrement les opérations viscérales qui peuvent donner naissance à une aliénation mentale sans qu'il existe une forte prédisposition », M. le Professeur Mairet pense qu'il faut faire intervenir en première ligne les troubles de la nutrition qui succèdent aux opérations graves. Il admet, du reste, que le rôle de l'opération est variable : « Tantôt c'est une simple cause occasionnelle, tantôt elle transforme en folie confirmée des troubles mentaux qui étaient passagers avant l'opération, dans certains cas enfin, elle est la note étiologique dominante ». M. Mairet pense également que les opérations de gynécologie prédisposent plus que les autres à la folie, et qu'il faut dans certains cas tenir compte de l'anesthésie générale.

M. DENIS (3), élève de M. Mairet aboutit dans sa thèse à des conclusions à peu près identiques. Il admet aussi que les opérations gynécologiques prédisposent plus que les autres interventions aux désordres psychiques consécu-

(1) MAIRET. Folie post-opératoire. *Bulletin médical*, nos 68 et 69, 1889.
(2) DENIS. Hystérie développée chez une femme ovariectomisée. *Thèse*, Montpellier, 1889.

tifs, tout en réservant une grande part dans la genèse des accidents à l'emploi des anesthésiques.

Dent (1) publie sous le titre « Aliénation mentale concutive aux opérations chirurgicales » cinq observations personnelles. Nous allons les résumer ici, on verra jusqu'à quel point elles peuvent être données comme des folies post-opératoires : la première a trait à une femme hystérique, présentant avant l'intervention des phénomènes de dépression mentale et qui dans l'intervalle de quinze jours subit 2 opérations graves ; pendant la convalescence elle eut quelques attaques d'hystérie et 8 semaines après une attaque plus violente avec délire consécutif qui d'ailleurs guérit rapidement.

La deuxième concerne un enfant de 10 ans, sans antécédents, nous dit-on, à qui on pratique une résection du genou avec râclage des os, anesthésie à l'éther, pansement au sublimé : manie subaiguë 8 jours après l'opération ; mais bientôt fièvre et abcès, qu'on doit ouvrir, formé dans la plaie. Comme caractéristique du délire on note : frayeurs, idées de persécution, anxiété, le petit malade croit qu'on veut le tuer. Puis amélioration graduelle et guérison finale.

La troisième est relative à une femme de 65 ans, amputée de la cuisse pour épithélioma volumineux : 11 jours après se développe une mélancolie anxieuse, avec démence consécutive, gâtisme, escharres ; l'état du moignon était peu satisfaisant, et 8 semaines après la blessure n'était pas guérie.

Dans la quatrième observation il s'agit d'un alcoolique

(1) Dent. *The journ. of mental Science*, avril 1889.

de 43 ans, opéré d'une hernie scrotale volumineuse ; 3 jours après, agitation, turbulence, le malade est irritable, soupçonneux, il parle de ses affaires avec véhémence ; la plaie guérit, l'état mental persiste sous forme de démence.

Enfin la cinquième observation concerne une femme de 48 ans chez qui on pratique l'ovariotomie ; 6 jours après dépression mélancolique, anxiété, puis manie aiguë et mort le 11e jour. Les renseignements sur ce dernier cas sont d'ailleurs fort incomplets.

Gaillard Thomas (1), dans un mémoire présenté à l'Académie de médecine de New-York relate 26 cas de folie post-opératoire publiés jusqu'à cette époque et il y ajoute 6 cas personnels sur lesquels nous reviendrons dans la suite. Cette communication soulève à l'Académie une discussion à laquelle prennent part J. B. Hunter, Nicholes, Paul Mundé, William Polk, Towsend d'Albany, Landon Carter Gray, et le président de l'Académie, Alf. Loomis. Ils signalent 12 faits nouveaux, et concluent que la chirurgie des femmes n'expose pas plus à ces accidents que la chirurgie générale, sauf quelques restrictions : pour certains en effet les fonctions de l'appareil génital s'associent fréquemment à des troubles mentaux; mais où surtout les avis divergent c'est lorsqu'il s'agit de préciser l'élément qui joue le rôle principal dans la genèse de la folie ; les uns incriminent l'iodoforme, d'autres l'anesthésie prolongée à l'éther, d'autres l'étendue de la plaie opératoire, d'autres encore l'inquiétude que fait naître chez le malade les préparatifs de l'opération. Notons enfin cette

(1) G. Thomas. *Medic. News*, mai 1889.

opinion de Gill Wyllie que, souvent les opérations gynécologiques sont faites chez des femmes imparfaitement développées et que dans ce cas le développement incomplet de l'utérus s'accompagne d'un développement incomplet du cerveau.

M. Dufournier (1) dans un article intitulé « Troubles psychiques post-opératoires » établit une mise au point de la question où, après une étude détaillée des observations de Gaillard Thomas, il rapporte les conclusions des principaux auteurs à ce sujet, notamment celles de M. le Pr Mairet et celles de Dent que voici : les opérations sur le système génital de la femme amènent plus volontiers la folie — les troubles qui ont nécessité l'intervention chirurgicale prédisposent à la maladie mentale — la psychopathie naissante reçoit un coup de fouet lors de l'opération, l'appréhension, le traumatisme apportent leur influence nocive — les troubles de la fonction génitale ou plutôt le regret de la fonction achèvent de rendre fou le sujet nerveux ou prédisposé.

Pour en finir avec l'année 1889 citons encore un travail de Raffaelo Gucci (2), « Les opérations chirurgicales comme cause de folie » dans lequel l'auteur rapporte 4 cas : une énucléation de l'œil et 3 ovariotomies ; ayant noté chez chacun de ses malades des prédispositions très manifestes, Gucci est d'avis que les prédispositions névropathiques individuelles jouent un grand rôle dans l'éclosion de ces psychoses.

L'année 1890 est marquée par un travail fort complet de

(1) Dufournier. *Archives gén. de Médecine.*

(2) R. Gucci. *Revista sperimentale di medicina legale di Reggio*, fasc. I, 1889 et fasc. II. 1890.

M. le docteur Pozzi (1) relatif aux complications de l'ovariotomie ; voici quelles en sont les conclusions : « Après l'ovariotomie, plus encore qu'après toute autre opération portant sur les organes génitaux de la femme, on a observé l'apparition de troubles cérébraux de la catégorie de la manie aiguë ou de la lypémanie. C'est surtout chez les sujets présentant des antécédents héréditaires que ce fait peut se produire ; mais il peut aussi, dans des cas très exceptionnels, apparaître sans aucune cause connue. On doit toujours en pareil cas rechercher avec le plus grand soin, s'il n'y a pas d'alcoolisme ou si l'absorption d'iodoforme n'explique pas les troubles cérébraux. Pour ce qui est des cas analogues observés après des opérations portant sur la vulve, le périnée, le col de l'utérus, la mamelle, il est difficile de se défendre de l'idée qu'on avait affaire à des névropathes chez lesquelles une circonstance quelconque devait tôt ou tard amener une catastrophe imminente ».

Ainsi tend à s'affirmer de plus en plus cette idée dont M. le docteur Magnan et M. le professeur Joffroy sont les partisans les plus convaincus, à savoir que la prédisposition est la condition essentielle, la cause primordiale de ces psychoses réputées post-opératoires.

M. Parinaud (2) à la Société d'ophtalmologie relate 3 observations de folie post-opératoire après des interventions sur l'œil, et dans lesquels ni l'alcoolisme, ni l'atropine n'avaient joué le moindre rôle ; il fait alors intervernir un nouvel agent dans l'apparition des accidents : l'occlusion compressive des yeux par le pansement.

(1) S. Pozzi. *Gaz. médic.* Paris, 9 août 1890.
(2) Parinaud. *Ann. d'oculistique*, T. CIII, p. 253, 1890.

De même Frankl-Hochwart (1) recueille dans la littérature vingt-sept cas de maladies mentales survenues après l'opération de la cataracte, qu'il range sous quatre groupes.

1° Confusion hallucinatoire chez des gens de 30 à 60 ans (six observations), à début relativement tardif, à durée prolongée, à pronostic défavorable.

2° Confusion simple chez des vieillards, rappelant de tous points le délire sans fièvre des vieillards de Durand-Fardel et Geist.

3° Psychoses par alcoolisme chronique.

4° Confusions chez des individus très marastiques avec autres maladies somatiques intercurrentes, et mort. Malheureusement, la plupart de ces vingt-sept observations sont fort incomplètes, et infirment par là ce que peut avoir de séduisant cette classification schématique. En tout cas, et c'est pour nous l'important, l'opération est ici rejetée singulièrement au second plan, et ne joue que le rôle de cause occasionnelle banale; l'auteur attribue au contraire une influence prépondérante à la crainte qu'ont les malades de la perte complète de la vision.

M. Valude avait déjà publié en 1884 un cas d' « éveil d'un état de mal hystéro-épileptique avec troubles intellectuels consécutifs, à la suite d'une énucléation de l'œil » (2); il revient en 1890 sur cette question et fait au Congrès d'Ophtalmologie une communication sur « le délire à la suite des opérations sur l'œil » (3); il rapporte

(1) Frankl-Hochwart. Des psychoses après les opérat. sur l'œil. *Jahrbl. für Psych.* Bd IX, 1890.
(2) Valude. *France médicale* 1884, n° 10.
(3) Valude. *Revue générale d'ophtalmologie*. mai-septembre 1890.

à ce propos diverses observations, notamment de GILLET DE GRAMMONT, de VIGNES, de GORECKI, et conclut à l'intervention de plusieurs facteurs dans l'étiologie du délire : l'obscurité (obs. personnelle), l'atropine (mal. de Gorecki) la diète (mal. de Gillet de Grammont), la prédisposition individuelle (mal. de Vignes). Il admet néanmoins que la prédisposition doit entrer en première ligne : « on rencontre surtout ce délire chez les irréguliers au point de vue mental », dit-il.

CALDERON (1) dans une étude du même genre, admet que ce délire n'est autre qu'un délire alcoolique.

L'année suivante (1891) paraissent deux importantes leçons de M. le professeur LE DENTU (2), où il relate douze cas personnels que nous retrouvons dans la thèse de M. VÈNE (3) publiée la même année et dont nous reparlerons au chapitre des observations. Les conclusions de M. Le Dentu sont les suivantes : parfois à la suite des opérations il se produit des manifestations délirantes tout à fait indépendantes de la septicémie et de l'alcoolisme; rien n'autorise encore à penser ou du moins à affirmer que certaines ont pour cause essentielle le traumatisme lui-même, indépendamment de toute prédisposition ; certaines se rattachent nettement à l'hystérie ; certaines à la manie proprement dite; certaines à la démence sénile. Si quelques-unes sont déterminées par des intoxications (morphine, chloroforme, iodoforme, cocaïne, etc.) cette inter-

(1) CALDERON. Délire consécutif à l'opération de la cataracte. *Revista clinica de los hospitales*, juin 1890.

(2) LE DENTU. Des délires post-opératoires. *Médecine moderne*, janvier 1891. Nos 4 et 5.

(3) VÈNE. Etude sur les délires post-opératoires. *Thèse*, Paris 1891.

prétation ne peut s'appliquer à tous les cas. Peut-être le délire brightique est-il à invoquer quelquefois, mais la démonstration n'en est pas faite. A peine peut-on admettre qu'un traumatisme cérébral soit capable d'y prédisposer.

Le 18 novembre 1892, à la Société médicale des hôpitaux, M. le Professeur Debove communique l'observation d'une malade qui, six mois après une ovariectomie, devint franchement hystérique avec troubles mentaux concomitants ; du reste, ajoute M. Debove, la maladie était déjà déclarée avant l'opération. A ce propos, M. Rendu déclare que les faits de ce genre ne sont pas rares, à la suite des diverses opérations de chirurgie abdominale autres que celles visant les organes génitaux ; il cite notamment le cas d'une malade à qui l'on pratiqua un anus contre nature par suite d'accidents d'obstruction intestinale dus à un cancer, et qui, consécutivement, fit une manie aiguë. M. Debove incrimine, chez beaucoup de femmes, dans la genèse des psychoses, un état mental particulier qui fait qu'elles ont de l'auto-suggestion.

Signalons encore de l'année 1892 une observation assez originale de M. Funaioli (1) où le traumatisme que nous ne saurions il est vrai, à proprement parler, qualifier d'opératoire, consiste dans l'acte de défloration : c'est une femme de 22 ans, que l'on nous dit bien constituée, sans tare héréditaire, sauf un père alcoolique ; elle a présenté autrefois, pendant quelques jours, des désordres cérébraux à la suite de revers de fortune, le jour de son mariage, elle trouve à la composition de son bouquet une signification symbolique et de mauvais augure ; elle en est très affectée.

(1) Funaioli. Di un caso di follia simpatica post-connubiale. Naples, 1892.

Malgré ces antécédents, l'auteur met en entier sur le compte de l'acte que nous avons dit la crise d'agitation maniaque à laquelle va bientôt être en proie la jeune femme et l'explique par ce fait que « l'utérus à ce moment, et les organes circonvoisins sont dans un état d'éréthisme, d'hypérémie transitoire qui peuvent avoir sur l'encéphale un retentissement analogue à celui que maints aliénistes admettent comme résultant de certaines modifications pathologiques : ulcérations, catarrhes, métrites, etc.». On pourra d'ailleurs trouver cette observation tout au long dans les Annales médico-psychologiques de 1895, à la page 472.

En 1893, dans la discussion qui eut lieu à la Société de chirurgie, à propos des prolapsus utérins, plusieurs chirurgiens de Paris rapportent des cas d'aliénation consécutifs à des interventions sur l'utérus ou ses annexes.

M. Régis (1) de Bordeaux publie le cas d'une femme de 39 ans, de tempérament nerveux, ayant eu des aliénés dans sa famille, qui, à la suite d'une double ovariotomie, fut prise, huit jours après l'opération « d'une maladie mentale ayant les allures d'une folie par intoxication : elle avait surtout des hallucinations terrifiantes ; puis elle tomba dans la confusion mentale avec délire mélancolique. Traitée pendant quelques semaines par des injections de suc ovarien, elle parut d'abord se calmer : mais au moment où son observation est rapportée, elle n'était pas guérie et et avait encore des idées délirantes ».

Signalons encore cette observation rapportée par Buttler Smith (2) d'une femme de 43 ans à qui on enlève un

(1) Régis. Cas de folie consécutive à une ovario.-salpingectomie. Journ médic. de Bordeaux, 18 sept. 1893.
(2) Buttler Smith. *The Journ. of mental science* 1893.

kyste de l'ovaire et qui onze jours après l'opération est en proie à un accès de manie aiguë : il est vrai que trois jours auparavant une série de lavements d'huile et de savon administrés coup sur coup avaient provoqué une rupture de l'intestin avec mouvement fébrile intense à forme rémittente.

Luys (1) publie un travail relatif au rapport du docteur Segond au Congrès tenu à Bruxelles en 1892, sur les complications de l'hystérectomie.

Il signale entre autres l'opinion de Glœnœcke (2) qui veut que la cause des troubles mentaux observés réside dans les modifications physiologiques et psychiques survenues dans l'organisme féminin à la suite de la perte des ovaires d'une part et de la perte de l'utérus d'autre part. Glœnœcke dit avoir observé dans un tiers des cas une dépression mentale, tantôt légère, tantôt forte, mais qui, rarement et avec le concours de circonstances déterminantes, aboutit à de véritables psychoses. M. Segond au contraire sur 92 opérés n'a vu que trois fois survenir des désordres psychiques, et encore, chez une malade, les troubles mentaux existaient nettement auparavant.

La même année (1893) Rohé (3) de Baltimore, faisant une statistique générale de tous les asiles des États-Unis, relève en dix ans 25 cas de troubles mentaux réputés consécutifs à des opérations gynécologiques. Il fait d'ailleurs jouer un rôle très secondaire à l'opération en elle-même dans la production de ces troubles, en rendant bien plutôt

(1) Luys. Des folies sympath. consécut. aux opérat. gynécologiques *Ann. de psych. et d'hypno.* 1893 p. 170.
(2) Glœnœcke. *Arch. fur gynécol.* Band 35, 1889.
(3) Rohé *New-York méd. Journ.* 14 octobre 1893.

responsables la crainte et l'anxiété qui précèdent l'opération, le shok, enfin l'intoxication possible.

Notons encore le mémoire de Ferannini (1) où, à côté d'un groupe de faits personnels, l'auteur émet une série de vues théoriques plus ou moins hypothétiques.

Nous avons vu entre autres Glœnœcke et Dent faire intervenir dans l'étiologie des psychoses les troubles apportés dans l'organisme par la suppression des ovaires et de l'utérus, et par là tendre à séparer des autres folies dites post-opératoires, celles consécutives à l'ablation des organes génitaux de la femme, et par suite rapprocher ces troubles de ceux qu'on observe à la ménopause physiologique. Cette tendance va s'accentuer dans les années suivantes et donner naissance à une thérapeutique nouvelle ; l'opothérapie ou oophothérapie ovarienne, sur laquelle nous nous réservons d'insister dans la troisième partie de ce travail.

En 1894, le docteur Jacobs de Bruxelles, qui plus tard devait expérimenter ce traitement nouveau, publie dans la Presse Médicale belge une série de cas de folie post-opératoire, consécutifs à des opérations gynécologiques ; il distingue deux formes : l'une se développant immédiatement après l'intervention, l'autre qui survient plusieurs semaines ou quelques mois après, cette dernière étant incurable et rapidement mortelle.

« On admet, dit-il, pour expliquer ces phénomènes, le shok opératoire, une intoxication par les antiseptiques, ou le chloroforme. Ce sont des raisons que l'on ne saurait invoquer dans ces cas tardifs et graves ; sans doute le shok

(1) Ferannini. Contributo allo studio della psycosi post-operatione. *Nuovo Rivista* n° 11 à 14. 1893.

opératoire peut réveiller des prédispositions héréditaires, les troubles mentaux peuvent résulter d'une intoxication médicamenteuse, ou être provoqués par une hémorragie abondante ; mais ce sont là des incidents passagers et qui guérissent ».

A Bruxelles aussi, VAN HASSEL publie deux faits du même genre : il donne comme cause de la folie le choc moral qui précède ou accompagne l'opération : « suivant l'impressionnabilité de l'opéré, il en résulte des phénomènes d'excitation ou de dépression, et dans ces conditions la folie se développe ».

En 1895, M. MUSIN (1) présente à la Faculté de Lille une thèse sur un cas particulier de la question qui nous occupe, thèse à laquelle nous emprunterons plusieurs observations. M. Musin ne reconnaît d'ailleurs au traumatime que la valeur d'une cause déterminante, la cause réelle étant la prédisposition héréditaire ou personnelle. Il admet également que de toutes les formes de folies post-opératoires, celles qui ont pour origine les traumatismes des organes génitaux, et surtout des ovaires, sont indubitablement les plus fréquentes.

La même année paraît une revue très substantielle de KRŒMER (2), que, bien qu'elle ne se rapporte pas absolument à notre sujet, nous signalons cependant. Krœmer en effet a surtout en vue l'intervention opératoire gynécologique dans les névroses et les psychoses : il publie une bibliographie des plus nourries sur cette question ; nous

(1) MUSIN. De la folie consécutive aux traumatismes opératoires sur le syst. génital de la femme. *Th.*, Lille 1895.

(2) KROEMER. De la castration. *Allgem, Zeitsch. fur Psych.* 1895. Bd XXV. Heft 1.

lui emprunterons certains faits que nous placerons au chapitre de la discussion générale.

Rudolf Lœwy (1) fait un travail d'ensemble sur une variété de délire post-opératoire, celui qui survient chez les opérés de la cataracte, et que l'auteur attribue au traitement des malades dans l'obscurité (Dunkelcur), il cite notamment une longue observation personnelle concernant un homme de 78 ans considéré comme parfaitement normal à la clinique ophtalmologique, qui, le lendemain de son opération se met à délirer, s'agite, est violent, se croit persécuté ; rapidement, cet homme s'améliore, il guérit en onze jours, mais reste quelque peu affaibli intellectuellement.

Or son fils déclare que bien avant son entrée à la clinique des yeux, ce malade était faible d'esprit, enfantin, et que son état actuel est absolument celui d'avant l'opération.

Comme la plupart des faits rapportés par R. Lœwy se rapportent à des vieillards, on peut toujours se demander si leurs facultés n'étaient pas déjà atteintes avant l'intervention.

L'année suivante (1896) John Wilson (2), dans un travail intitulé : « Troubles mentaux consécutifs à des opérations chirurgicales », admet que lorsqu'il s'agit de sujets nerveux, très excitables, la crainte de l'anesthésie et de l'opération, le traumatisme chirurgical et ses suites, peuvent être des causes suffisantes pour produire l'aliénation mentale. L'auteur reconnaît d'ailleurs que le plus souvent

(1) R. Lœwy. Troubles mentaux après l'extract. de la cataracte *Algem. Zeitsch. fur Psych.* 1895. Bd XXV. Heft 1.

(2) J. Wilson. *Assoc. médic. et gynécol. du Sud.* Novembre 1896.

le sujet est prédisposé par ses antécédents nerveux personnels ou héréditaires.

Signalons encore de la même année la thèse de M. Seeligmann (1) à laquelle nous emprunterons plusieurs observations et où l'auteur pose les conclusions suivantes : « il y a bien réellement une relation de cause à effet entre le traumatisme opératoire gynécologique et la folie consécutive — les traumatismes opératoires gynécologiques comptent pour la bonne moitié dans les cas de folie post-opératoire — toutes les vésanies ont été observées, mais surtout la mélancolie, et aussi la manie aiguë.» M. Seeligmann convient cependant que le plus souvent le rôle principal revient à la prédisposition héréditaire ou acquise.

Christian Simpson (2) (1897), réunit 26 cas de folie post-opératoire, exclusion faite des opérations portant sur le crâne et des cas où l'on pouvait invoquer d'autres causes à la folie que l'opération même. Ces 26 cas se classent ainsi :

17 cas de manie aiguë (9 femmes et 8 hommes),
4 cas de mélancolie,
1 cas de paralysie générale à forme dépressive,
4 cas de démence.

Pour terminer citons la thèse de M. Marlier (3), dont nous discuterons les diverses observations ; cet auteur admet aussi qu'une opération chirurgicale, avec tous ses

(1) Seeligmann. Contrib. à l'ét. des troubles ment. consécutifs aux opérat. gynécol., *Th.*, Nancy 1896.
(2) Christian Simpson. De la folie post-opératoire. *The Journ. of ment. Sc.* janv. 1897.
(3) Marlier. La folie post-opératoire, *Th de Paris*, 1897.

éléments divers, avec ses suites locales ou générales, peut déterminer la folie. Il reconnaît, il est vrai, mais d'une façon qui peut paraître insuffisamment explicite, que c'est surtout chez les prédisposés par l'hérédité ou par toute autre cause (alcool, auto-intoxications), que les opérations chirurgicales donnent naissance à la folie.

Tout dernièrement enfin M. Cestan (1), relève parmi les complications nerveuses de l'empyème (et il entend par là non-seulement la pleurotomie, mais aussi toute intervention ou manœuvre pleurale, telle que thoracentèse, résection costale, lavage, exploration, etc.,) différents troubles intellectuels qu'il fait rentrer dans ce qu'il appelle la forme convulsive des accidents nerveux. Ces troubles intellectuels varient de la simple torpeur à l'hébétude permanente ; du délire léger, transitoire ou durable, à l'excitation maniaque avec hallucinations. A l'appui de ceci il donne une observation publiée par Mabille et Lallemand, dans le bulletin de la société médicale des hôpitaux (30 mai 1890), observation d'un homme issu de parents alcooliques chez qui un an et demi après le début d'une pleurésie purulente avec fistule pleuro-cutanée, éclatent les premiers troubles mentaux. Il cite également un autre cas de Bayard Holmes (The journ. of. the amer. assoc., 4 avril 1891), relatif à un individu pris d'aliénation mentale au cours d'un empyème et guérissant de sa folie en même temps que de sa pleurésie. Nous ne trouvons pas d'ailleurs de renseignements sur ses antécédents.

Enfin, nous signalerons l'important travail de

(1) Cestan. Les accidents nerveux au cours de l'empyème, *Gaz. des Hôpit*, 29 janvier 1898.

MM. Briand et Picqué, dont ce dernier a bien voulu nous faire part, dès avant sa publication, travail communiqué à la Société de chirurgie ces jours derniers, et intitulé « *Du délire psychique post-opératoire* ».

OBSERVATIONS

Observation I (résumée).

Tirée de la thèse de M. Bataille (1), (*Cas de M. Hartmann*).

Femme de 44 ans, opérée d'une hernie crurale étranglée, le 14 juin 1885.

Trois jours après, plaintes, récriminations, accès de colère, puis idées de persécution de plus en plus nettes, hallucinations alternatives d'excitation et de dépression ; le 25, après une nuit très agitée, crise hystériforme avec état cataleptique ; après une période de dépression mélancolique avec refus d'aliments qui a duré quelques jours, la malade finit par guérir, et le 12 juillet elle peut retourner chez elle.

A aucun moment il n'y a eu de complication du côté de la plaie, malgré une légére élévation thermique qui, 10 jours après l'intervention, a monté juspu'à 39°. Antécédents personnels : crise de nerfs à 15 ans, une autre il y a environ 10 ans ; après chacune, perte de connaissance pendant 24 heures.

M. Bataille qui admet en première ligne et comme cause indispensable des troubles mentaux survenant après les traumatismes la prédisposition, regarde les phénomènes précédents comme des manifestations de l'hystérie.

(1) Bataille. Traumatisme et Névropathie, *Thèse*, Paris 1887.

Observation II (résumée).

Tirée de la thèse de M. Bataille (Cas du Dr Martel).

Femme de 29 ans, opérée d'un phlegmon diffus de la main et de l'avant-bras, consécutif à une piqûre d'épine ; sans anesthésie. Immédiatement après les incisions qui lui sont faites, elle est prise d'un accès de manie, sans fièvre, avec insommie, bavardage, cris incessants, idées de persécution. Cet accès dure 20 jours.

Antécédents héréditaires : mère morte atteinte de vésanie.

Est-il besoin de faire remarquer que l'auteur n'entend évidemment pas parler ici de manie franche aiguë ? Il semble bien plutôt en effet qu'il s'agit ici d'une excitation maniaque passagère chez une prédisposée de par son hérédité maternelle.

Observation III (résumée).

Tirée de la thèse de M. Vène (1). (Cas de M. Le Dentu).

Femme de 46 ans, opérée par énucléation de 2 fibromes utérins, castration dans le même temps ; trois jours après, excitabilité, gémissements, agitation, cris ; au bout de quelqes jours, le délire, sur lequel d'ailleurs l'auteur donne assez peu de détails, revêt un aspect mélancolique : la malade est triste, elle pleure, se lamente, répète sans cesse les mêmes mots, laisse percer quelques idées de persécution. Trois semaines après l'intervention, il n'y a plus que quelques bizarreries d'idée et de langage ; et un mois après, elle sort en très bon état, sauf un peu de lenteur et d'étrangeté dans les idées.

Il y eut à un moment donné une très légère suppuration au niveau de qnelques points de suture.

Antécédents héréditaires : mère nerveuse.

Antécédents personnels : extrêmement nerveuse, a toujours été très excitable ; accidents syphilitiques vers l'âge de 23 ans.

Malgré le peu de renseignements fournis, il est cependant permis de soupçonner un état dégénératif faisant le fond de l'état mental de cette malade.

(1) Vène. Délires post-opératoires. *Th.*, Paris, 1891.

Observation IV (résumée).

Tirée de la thèse de M. Vène. (Cas de M. Le Dentu.)

Femme de 38 ans à qui on extirpe trois myomes sous-péritonéaux, et les annexes du côté gauche. Etat général mauvais. Vers le cinquième jour, excitation, cris, chants, paroles incohérentes ; guérison cinq semaines après.

Observation V (résumée).

Tirée de la thèse de M. Vène. (Cas de M. Le Dentu)

Femme de 73 ans, à laquelle on pratique une amputation de cuisse pour un ostéosarcome volumineux, le 2 décembre 1885. Le 6, agitation, turbulence ; elle croit voir son gendre, l'appelle, se plaint de mauvais traitements ; loquacité extrême, gâtisme, escarres sacrées. Le 27 janvier, l'état général est bon, mais l'état mental quoique amélioré n'est pas guéri complètement.

Nous n'avons pas de renseignements sur l'état mental antérieur de cette femme ; mais il s'agit en somme d'une personne âgée et l'on est autorisé à se tenir sur la réserve, d'autant que les troubles indiqués rappellent beaucoup ceux qu'on voit survenir pour une cause quelconque chez les vieillards.

Il s'agissait, nous dit-on, d'une femme assez surexcitable et quelque peu névropathe.

Observation VI (résumée).

Tirée de la thèse de M. Vène. (Cas de M. Le Dentu)

Femme de 39 ans opérée d'un petit kyste de l'ovaire ; 4 à 5 jours après, délire maniaque très accusé durant un mois et demi.

Il s'agissait ici d'une femme hystérique et nymphomane.

Observation VII (résumée).

Tirée de la thèse de M. Vène (Cas de M. Le Dentu).

Homme de 61 ans, opéré d'une cure radicale de hernie ; peu de temps après l'opération, affaiblissement de la mémoire, quelque peu d'hésitation de la parole, affaiblissement de toutes les facultés, quelques idées mégalomaniaques de caractère niais.

Cet homme avait déjà été interné deux fois pour manie.

L'auteur semble ici indiquer le diagnostic de paralysie générale, mais une réserve s'impose au sujet de l'âge avancé du malade. Quo qu'il en soit, cet homme avait déjà subi deux internements, et cela suffit pour admettre la prédisposition.

Observation VIII (résumée).
Tirée de la thèse de M. Musin (1).

Femme de 41 ans à qui on fait, le 8 février 1894, une ovariotomie double pour ovaires kystiques. Etat de faiblesse générale très marqué. Deux ou trois jours après l'intervention, surviennent quelques idées de satisfaction et d'ambition avec incohérence des idées, désordres dans les actes ; loquacité : tantôt se plaignant, tantôt exprimant sa joie. Impulsions irrésistibles à voler tout ce qui lui tombe sous la main. Cet état persistant, elle est internée, 3 mois après l'opération, à l'asile de Bailleul où elle présente un mélange d'idées d'ambition et de persécution. Le 27 août de la même année elle sort guérie.

Antécédents personnels : caractère très variable, irritable, parfois insupportable, se chagrinant sans motifs ; habitudes alcooliques.

Donc, en première ligne, dégénérescence mentale, et en seconde ligne excès de boisson, sont des causes suffisantes et primordiales de délire.

Observation IX (résumée).
Tirée de la thèse de M. Musin.

Femme de 60 ans, amputée du sein pour cancer, avec extirpation des ganglions axilliaires. Trois semaines après l'opération, craintes vagues, auto-accusations, idées de culpabilité, hallucinations, terreurs ; à plusieurs reprises tentatives de suicide ; puis affaiblissement progressif des facultés et profonde obnubilation de la mémoire.

A noter dans les antécédents personnels que cette malade a toujours été émotive et d'une intelligence au-dessous de la moyenne.

Remarquons en outre le début tardif des accidents (21 jours après

(1). Musin. De la folie consécut. aux traumat. opérat. sur le système génital de la femme. *Thèse*, Lille, *1895*.

l'intervention) et la démence finale qui, étant donné l'âge de cette femme, permet de supposer des troubles préexistants.

OBSERVATION X (résumée).
Tirée de la thèse de M. Musin.

Femme de 38 ans, à qui on fait une ovariotomie double pour kystes des ovaires ; vers le sixième jour survient de la dépression mélancolique avec préoccupations hypochondriaques, qui dure 2 mois.

Or cette femme qui avait manifesté une joie exubérante en apprenant que la date de son opération était fixée, a dans ses antécédents héréditaires : un père alcoolique, un frère faible d'esprit, un cousin germain aliéné. Elle-même a toujours eu le caractère inégal : parfois triste et difficile, parfois exaltée, avec des colères violentes, tenant ordinairement des propos puérils.

On est donc autorisé à porter le diagnostic de dégénérescence mentale et peut-être même débilité, ce qui infirme considérablement le rôle de l'opération dans la genèse du délire.

OBSERVATION XI (résumée).
Tirée de la thèse de M. Musin. (Cas de M. Courty de Montpellier)

Femme de 40 ans opérée d'un kyste de l'ovaire gauche le 27 juillet 1895. Le 30, agitation extrême, insomnie, rêvasserie ; le 1er août éclate un délire furieux ; invectives, menaces, illusions et hallucinations. En même temps la température s'élève, des râles se font entendre dans les deux poumons, un suintement séro-purulent coule de la plaie qui se couvre quelques jours plus tard d'une rougeur érysipélateuse. Ce délire dure 3 semaines, puis tend à s'apaiser, la plaie n'est pas encore complètement cicatrisée.

L'auteur ne conduit pas plus loin cette observation ; nous voyons déjà néanmoins deux éléments : l'opération et la fièvre probablement septicémique. De plus les antécédents de la malade vont en indiquer un troisième, pour nous le capital :

Cette femme étant jeune fut toujours capricieuse, entêtée, turbulente, refusant d'obéir, sans suite dans les goûts et dans les affections ; elle eut beaucoup de peine à apprendre à lire ; enfin à la suite de certaines contrariétés, elle a fait, antérieurement à son opération, un séjour de 5 ans dans un asile pour un délire à forme d'excitation avec érotisme et onanisme.

OBSERVATION XII (résumée)

Tirée de la thèse de M. Musin.

Femme de 54 ans, opérée le 1er septembre 1895 d'un fibrôme utérin par hystérectomie abdominale : légère suppuration consécutive et fistule qui persiste jusqu'à la mort de la malade.

Dix jours après l'intervention, éclate un délire de persécution avec hallucinations multiples de l'ouie et de la vue, craintes d'empoisonnement, refus d'aliments, 3 tentatives de suicide ; après un séjour de 3 mois 1/2 dans un asile, avec des alternatives de dépression et d'exaltation, la malade finit par mourir de marasme nerveux.

Or cette femme ne s'était soumise qu'avec une très grande appréhension et une frayeur extrême à l'opération ; elle n'avait jamais été fort intelligente et n'avait pu apprendre à lire.

Nous passerons maintenant rapidement en revue les observations publiées par M. Seeligmann de Nancy, dans sa thèse (1), en faisant ressortir, comme du reste l'a fait l'auteur, les prédispositions qu'il trouve dans tous les cas.

OBSERVATION XIII

Femme de 36 ans, hystérique, souffrant d'un prolapsus utérin avec cystocèle et rectocèle : cure radicale avec opération de Shrœder colporraphie antérieure et colpopérinéorraphie. Au 4e jour, agitation violente et délire intense, hallucinations visuelles terrifiantes ; mort 12 jours après.

Les renseignements sont fort incomplets ; de plus, comme le faisait dernièrement remarquer M. Picqué (2) une réserve s'impose pour ces cas de mort rapide au sujet de la septicémie possible.

(1) SEELIGMANN. Contribution à l'état des troubles mentaux consécutifs aux opérations gynécol. *Th.*, Nancy, 1890.

(2) PICQUÉ. *Communication à la Société de Chirurgie*, 2 mars 1898.

Observation XIV.

Femme de 35 ans opérée également d'un prolapsus utérin complet. Deux mois après, mélancolie profonde avec idées hypochondriaques ; suicide par submersion.

Ici encore, nous ne saurions nous arrêter à cette observation où le délire survient si tardivement qu'il faut vraiment beaucoup de bonne volonté pour en rendre responsable le chirurgien.

Observation XV.

Femme de 26 ans, subit 3 opérations successives pour prolapsus utérin ; c'est après la 3e opération, qui cependant réussit pleinement, que la malade accuse la première fois des idées mélancoliques avec tendances hypochondriaques, craintes et découragement.

L'auteur relève dans les antécédents personnels une émotivité exagérée avec emportements subits non motivés.

Observation XVI.

Femme opérée d'un prolapsus complet ; consécutivement signes de neurasthénie : émotivité, dépression, tendance aux larmes, attendrissement facile, insomnie, rêves nocturnes, cauchemars.

Cette femme était de son naturel un peu nerveuse.

Observation XVII.

Femme de 38 ans, dans la misère physiologique la plus complète, opérée d'un prolapsus utérin total : à la suite, bizarreries de caractère, plaintes, récriminations, idées vagues de persécution.

Cette malade qui, avant son opération, était dans un état de surexcitation nerveuse très accusée, a dans ses antécédents héréditaires : un père mort d'hémorragie cérébrale après dérangement intellectuel, une mère très nerveuse, un oncle mort atteint de vésanie.

Observation XVIII.

Périnéorraphie ; peu de jours après, mélancolie, tentatives de suicide, guérison au bout d'un mois.

Cette femme était habituellement nerveuse.

Observation XIX.

Opération de vaginisme par dilatation au spéculum sous le chloroforme. Au réveil, accès maniaque, agitation, vociférations ; 24 heures après retour à l'état normal.

Or chez cette femme très nerveuse, M. Bernheim de Nancy, avait porté, antérieurement à l'intervention, le diagnostic d'hystérie.

Pour terminer, nous ferons remarquer que dans tous ces cas les résultats opératoires furent satisfaisants et qu'il n'y eut aucune coïncidence avec la guérison du traumatisme chirurgical et l'évolution des troubles mentaux.

Voyons encore les observations rapportées par M. Marlier dans sa thèse de l'année dernière (1).

Observation XX.

Homme de 32 ans, opéré dans dans la nuit du 25 au 26 octobre 1893 d'une hernie inguinale droite étranglée ; opération faite sous e chloroforme, sans incidents, réunion par première intention, en huit jours.

Deux jours après l'intervention, le malade s'agite, veut quitter l'hôpital, cherche à arracher son pansement, on doit lui mettre la camisole de force. Cet état de surexcitation persiste pendant 4 jours, avec des alternatives de calme et d'agitation. Le 10 novembre le malade sort entièrement guéri.

L'auteur n'ayant relevé aucun antécédent héréditaire chez ce malade, attribue son délire à ce fait que le malade vivant dans une modeste aisance et ne connaissant pas le séjour à l'hôpital, a eu probablement l'imagination frappée à son entrée, la nuit, sous les voûtes sombres et silencieuses, ce dont du reste son esprit aurait gardé une empreinte de tristesse et d'ennui.

Si cela est vrai, s'il faut attacher à ce fait l'importance que lui reconnaît M. Marlier, on doit avouer que son malade, de par cette impressionnabilité, peut à bien juste titre être rapproché des dégénérés.

(1) Marlier. La folie post-opératoire. *Th.* Paris, 1897.

Observation XXI.

Femme de 31 ans opérée une première fois d'un prolapsus léger de l'utérus par cloisonnement du vagin et excision du col ; suites opératoires immédiates bonnes : mais un an après le prolapsus reparaît, et on se décide à pratiquer l'hystérectomie vaginale.

Le lendemain quelques vomissements, glace, champagne ; température 38°. Trois jours après l'intervention, oppression, faciès anxieux, langue pâteuse, température 38° 2, pouls vif et fort ; puis subitement agitation surtout nocturne, hallucinations de la vue et de l'ouïe, loquacité extrême, gesticulations, menaces, violences . Cet état d'exitation dure 4 jours, puis le calme revient et, 5 semaines après l'intervention, la malade quitte l'hôpital complètement rétablie.

L'auteur catalogue ce fait, excitation maniaque progressive ; mais d'après la forme du délire, il semble qu'il faille faire ici une réserve au sujet du délire alcoolique. On ne donne d'ailleurs aucun détail sur les antécédents, sauf une syphilis probable (4 enfants morts-nés sur 7 accouchements).

Observation XXII.

(*Cas du Dr Pierracini*).

Homme de 43 ans, illettré, subit le 14 février 1892 l'opération de Volkmann pour une énorme hydrocèle de la vaginale du testicule droit. Le 20 mars il sort guéri de l'hôpital sans avoir jamais montré là aucun symptôme d'aliénation mentale.

Huit à dix jours après sa sortie (par conséquent 44 jours après l'intervention), préoccupations hypochondriaques relatives à son opération : le malade se montre inquiet, regrettant d'une façon exagérée quelques petites indélicatesses, ayant l'idée fixe d'avoir commis un crime ; il se croit mort, il doit aller en enfer ; somme toute délire mélancolique. Conduit à l'hopital, ses idées persistent ; on note de plus une sensibilité obtuse, un léger tremblement vibratoire des extrémités, des battements de cœur faibles et un état athéromateux des artères temporales et radiales.

Cette situation persiste pendant plus d'un an, avec idées de négation de plus en plus marquées : « Je ne mange plus, je ne respire plus, il n'y a plus rien, rien du tout à l'intérieur ; je suis ignorant et je ne vois pas, ma femme s'est perdue, elle est morte, on ne la retrouvera plus ». Au moment où se termine l'observation (plus d'un an après le début), l'état n'a pas varié.

Est-on réellement autorisé à incriminer ici l'opération ? Il ne le semble pas, puisque la psychose s'est développée 8 semaines après l'intervention, et que de plus, ce malade illettré, qui a toujours fait des abus de vin, a un frère idiot et épileptique.

Observation XXIII.

(*Cas de Prengrueber*).

Il s'agit d'une ovariotomie pour un volumineux kyste de l'ovaire, opération assez laborieuse, mais sans complication grave. Dans l'après-midi suivant, la malade se montre exigeante, se lève et s'agenouille sur son lit ; elle s'agite, refuse d'écouter aucun conseil. Le lendemain, grande attaque d'hystérie suivie de plusieurs petites ; puis la malade se lève, va se promener dans le couloir et parcourt environ 10 mètres avant qu'on ait eu le temps de la reconduire au lit. Les jours suivants, elle continue à se lever, à faire mille excentricités sans délire proprement dit. Après une nouvelle grande attaque survenue 3 jours après l'intervention, le calme revient peu à peu.

Ici encore il faut être bien réservé sur la valeur du rôle de l'opération, puisque l'on nous dit que la malade avait eu antérieurement des crises fréquentes, qu'elle était bizarre, emportée, pleurant facilement sans cause sérieuse.

Observation XXIV.

Homme de 40 ans, charretier, à qui on fait une amputation d'urgence de la jambe droite pour fracture comminutive des deux jambes et écrasement complet du pied droit. Au troisième jour agitation pénible, délire hallucinatoire professionnel, surtout nocturne; le blessé s'assied sur son lit, veut se lever, crie, interpelle ses chevaux. Au bout de 5 à 6 jours, la tranquillité revient.

Il s'agit évidemment ici d'un délire alcoolique, attendu que l'auteur ajoute : il n'est pas douteux que le blessé soit un alcoolique s'adonnant surtout à l'absinthe.

Observation XXV.

(Cas de M. le Pr Mairet).

Femme de 42 ans, opérée d'un kyste hydatique du foie ; sauf des vomissements incoercibles qui durèrent assez longtemps, les suites opératoires furent des plus simples, et 46 jours après, la cicatrisation était complète. Mais 3 jours après l'intervention, illusions de la vue et rires sans motifs, caractère fantasque, toquades ; cet état va s'aggravant et 3 mois 1/2 après l'opération la malade entre à l'asile. Là, état de dépression mélancolique, avec torpeur intellectuelle, inquiétude, tristesse, anxiété, refus de nourriture par intervalles. Physiquement, état de dénutrition très marquée. Quinze jours après son entrée, vomissements, diarrhée, douleurs intenses du côté du foie, et mort dans l'hypothermie (36°), 21 jours après l'apparition des vomissements, sans modification de l'état mental.

Or non seulement cet état mélancolique ne s'est installé définitivement que 3 mois 1/2 après l'intervention ; mais encore on note que cette malade a toujours été impressionnable et très vive, et que depuis l'âge de 22 ans elle était sujette à des attaques hystériques syncopales, avec troubles délirants consécutifs.

Observation XXVI.

(Cas du Dr Choteau).

Femme de 35 ans, opérée sans narcose d'un polype fibreux de la cavité utérine, ayant occasionné des pertes de sang abondantes. Très bon résultat opératoire, dont la malade se trouve enchantée. Cependant 3 semaines environ après l'intervention, elle devient agitée, anxieuse ; troubles de la sensibilité générale. Elle craint de marcher sous prétexte de fondrières, de gouffres imaginaires qui se creusent sous ses pas ; il faut qu'il y ait constamment quelqu'un auprès d'elle pour la sauver de ces terreurs dont elle a parfaitement conscience, mais qu'elle est incapable de réprimer ; en même temps elle devient indifférente et ne se soucie plus de ses intérêts.

Cet accès tardif rappelle beucoup ce que l'on voit fréquemment chez les dégénérés ; et l'on est, semble-t-il, d'autant plus autorisé à cette conclusion, que cette femme a préféré souffrir pendant fort longtemps plutôt que de consulter un médecin, ayant une appréhension naturelle exagérée de tout ce qui touche à l'art médical et obstétrical. Nous n'avons du reste pas d'autres renseignements sur ses antécédents.

Observation XXVII.

(Cas du Dr Pieraccini).

Ici il faut vraiment de la bonne volonté pour voir un cas de délire post-opératoire : voici en effet les faits tels que l'auteur les rapporte, et sans autres commentaires :

G. Benedetto, âgé de 18 ans, semi-idiot héréditaire, se fait extraire une dent cariée ; aussitôt après, cet homme fut frappé d'aliénation mentale; 4 jours après on le conduit à l'asile d'aliénés de Macerata, en proie à une agitation très confuse ; il y reste 5 mois, et en sort parfaitement rétabli.

Et, ajoute l'auteur, dans ce cas, le rapport de cause à effet, entre l'acte opératoire et les phénomènes psychiques, pathologiques est des plus évident, puisqu'ils se manifestèrent environ une demi-heure après l'extraction de la dent qui ne donna lieu à aucune complication. Il est bien établi qu'auparavant G. n'avait jamais donné de signes d'aliénation mentale ; et il est bien certain aussi que l'anesthésie locale et générale ne fut pas employée.

Il est bon de noter qu'une sœur de G., quelques mois après l'apparition de la folie chez son frère, devint elle-même folle (et sous une forme identique à celle de son frère), par suite d'une peur qu'elle avait eue d'être assaillie par un chien devenu féroce, ce qui démontre la facile mobilité de l'équilibre psychique chez ces deux sujets prédisposés à la folie par de très graves *antécédents psychopathiques de famille.*

Nous reproduirons maintenant trois observations tirées d'une leçon de M. le Professeur Joffroy, avec les réflexions qu'elles lui ont suggérées.

Observation XXVIII.

(Tirée d'une leçon de M. le Pr. Joffroy).

Femme de 68 ans, opérée d'un ostéosarcome volumineux en juillet 1894. Dans les jours qui suivent, phénomènes d'excitation : elle veut tuer sa gardienne, se tuer elle-même, puis mélancolie, anxiété, dépression, auto-accusations, craintes de la mort, tendances au suicide.

Or en 1870, cette femme avait été atteinte de troubles psychiques très graves à la suite d'une fièvre typhoïde, troubles qui ne se sont pas évanouis complètement : elle a conservé en effet un caractère bizarre avec affaiblissement intellectuel. — En 1892, à la suite d'une attaque grave d'influenza, cette femme a présenté un affaiblissement considérable de la mémoire et des facultés intellectuelles : elle ne pouvait pas faire une addition, elle oubliait de préparer le déjeûner. Consécutivement les troubles psychiques se modifient : elle présente de l'anxiété, des velléités d'idées de persécution, des mensonges qui ne sont que des interprétations délirantes. — De plus, la mère de la malade était très nerveuse, et de ses trois enfants, l'un eut des convulsions, l'autre est neurasthénique, le troisième hypochondriaque.

Donc il s'agit d'une opération faite sur une aliénée qui en même temps qu'un progrès dans sa lésion physique présente une accentuation de sa lésion mentale. Ici l'opération n'a donc pu à la rigueur que renforcer le délire, et encore on est autorisé à se demander si sans intervention les choses ne se seraient pas passées de la même façon.

Observation XXIX.

(Tirée d'une leçon de M. le Pr. Joffroy).

Il s'agit d'une femme qui en juin 1896 fut opérée d'un cancer du sein gauche ; la guérison opératoire fut parfaite et rapide. Mais un mois après, survient une bouffée d'idées mélancoliques avec tendance au suicide. Cette femme s'améliore assez rapidement ; on fait une tentative de sortie suivie bientôt d'une nouvelle réintrégration à l'asile, où s'accuse un état démentiel avec agitation maniaque.

Or si on remonte dans les antécédents, on trouve que en 1894, à l'occasion du mariage de sa fille, cette femme fut prise de troubles intellectuels avec chagrin excessif. — L'hérédité est ici inconnue.

Donc ici encore, l'opération n'a joué évidemment qu'un rôle très secondaire.

Observation XXX.

(Tirée d'une leçon de M. le Pr. Joffroy).

C'est le cas d'une femme à qui on a fait une laparotomie pour grossesse extra-utérine. Cinq jours après elle est prise de troubles délirants.

Cette femme n'a pas d'antécédents, elle n'a pas présenté d'accidents avant l'opération ; mais elle ne voyait approcher l'intervention qu'avec crainte. Il faut tenir compte ici de deux faits : la malade était en état de grossesse, de plus il y a eu un peu d'infection, car il sortait du pus par deux petits orifices au niveau de la cicatrice. On a donc à faire ici à un cas complexe.

Observation XXXI (personnelle).

Recueillie dans le service du Dr Bouchereau, de Sainte Anne.

Madame L... sans profession, entre pour la première fois à Sainte Anne, dans le service de M. le Dr Bouchereau, le 13 avril 1892, venant d'un hôpital où on lui avait fait une périnéorraphie. L'accouchement, cause de la déchirure du périnée remontait à 11 mois, et n'avait donné lieu à aucune autre complication.

L'opération, faite sous le chloroforme (35 minutes d'anesthésie) n'avait rien présenté d'anormal, sauf un peu d'excitation dans la première partie de la narcose ; le réveil ne fut pas particulièrement pénible ; pas d'hémorrhagie notable. La plaie opératoire avait bon aspect, pas de suppuration ; disons tout de suite que malgré le délire que nous allons décrire, on obtint une réunion par première intention, dans l'espace de dix jours.

Huit jours après cette opération éclate un accès d'excitation avec hallucinations de l'ouïe et de la vue : la malade voit des gens qui courent en tous sens, des animaux, des rats ; mélange confus d'idées vagues de persécutions : la malade refuse de prendre ses médicaments sous prétexte qu'on veut l'empoisonner ; transportée immédatement à l'asile Sainte-Anne, on note en outre au point de vue somatique du tremblement des doigts, des pituites matinales et un léger enduit saburral de la langue ; pas d'élévation de température.

Assez rapidement les hallucinations à prédominance nocturne, diminuent notablement, et au bout de cinq à six jours s'installe un délire à note mélancolique dominante : la malade garde une attitude triste, inquiète ; elle refuse de répondre aux questions, repousse la nourriture, croyant toujours qu'on lui met du poison dans ses aliments ; elle dort mal. Par instants, Madame L.. s'excite, s'emporte contre les gens de service qu'elle cherche à frapper.

Cet état persiste pendant plus d'un an avec des alternatives d'accalmie ; enfin elle sort guérie le 2 mai 1893, après un séjour de 13 mois à l'asile.

Il semblerait donc à première vue que ce délire ait été créé par l'opération subie. Nous n'avons malheureusement pas trouvé d'indications nettes démontrant que la malade ait fait des excès de boisson ; néanmoins, on nous permettra de faire une réserve sur ce point, étant donné la marche des troubles mentaux précités : délire hallucinatoire fugace à prédominance nocturne, zoopsie, pituites, tremblement ; puis état de dépression mélancolique consécutif. D'ailleurs les antécédents héréditaires et personnels de notre malade, sont suffisamment chargés pour admettre la prédisposition.

Grand-père maternel, alcoolique, violent, emporté.

Mère morte à 66 ans, en juin 1897, à l'asile Sainte-Anne, où elle était entrée en mars 1893 avec un léger affaiblissement des facultés intellectuelles, des idées vagues de persécution, des préoccupations hypochondriaques, périodes d'excitation et de violences, récriminations et plaintes continuelles. De tout temps elle avait eu le caractère difficile et changeant, se plaisant à susciter des discussions entre ses enfants.

Depuis 10 ans elle était atteinte de paralysie agitante.

Le frère de Madame L.. est mort en 1894 d'une affection pulmonaire ; il avait toujours été « nerveux » et excentrique.

Personnellement Madame L.. eut une « fièvre cérébrale » (?) à l'âge de 15 ans avec délire transitoire. Mariée à 23 ans, elle n'eut que deux grossesses : la 1e en 1891, cause de sa déchirure du périnée, la seconde en 1894, accouchement normal. Les deux enfants sont vivants et bien portants.

Nous n'avons pu nous procurer plus de renseignements sur la jeunesse de Madame L... car elle n'est visitée que par son mari qui ne la connaissait pas avant son mariage ; néanmoins, il nous affirme que son caractère était assez variable.

Si nous résumons, nous voyons donc une femme dont les antécédents sont en somme assez chargés, qui vraisemblablement à fait quelques excès de boisson, et qui huit jours après une opération bénigne (périnéorraphie) et sans complication septicémique, fait un délire hallucinatoire suivi d'une périodede dé pression mélancolique avec des idées vagues de persécution, comme cela se voit assez souvent chez les dégénérés alcoolisés (Magnan). Attribuer à l'acte opératoire la valeur d'une cause occasionnelle, cela est possible, mais en tout cas, la véritable étiologie nous semble résider ici dans l'hérédité ; et nous sommes d'autant plus plus porté à faire jouer à l'opération elle-même un rôle tout à fait secondaire que Madame L.. vient à nouveau d'être internée à Sainte-Anne, 17 octobre 1897 et ce, sans qu'une opération préalable l'y ait amenée.

Cette nouvelle crise délirante, fort semblable à la première a éclaté chez Mme L., à la suite de la mort de sa mère. Elle a de nouveau des hallucinations de la vue, de l'ouïe et de la sensibilité générale : elle voit du feu, des animaux, on lui verse du chloroforme, les voisins lui ont fait prendre du verre pilé dans sa boisson, elle le sent qui lui brûle les entraillles ; elle a de l'eau qui lui coule dans les jambes, etc.. Pituites, glaires matinales, langue saburrale, face vultueuse, tremblement des doigts. Avoue quelques excès de boisson. Le fond du délire est d'ailleurs éminemment mobile et fugace. En 4 ou 5 jours les hallucinations disparaissent pour faire place à un nouvel état de dépression mélancolique qui persiste encore actuellement.

Observation XXXII (personnelle).

(Recueillie dans le service du Dr Febvré, médecin en chef à l'asile de Ville-Evrard).

Mme B., concierge, âgée de 48 ans, entre pour la première fois à l'asile Ste-Anne, le 22 décembre 1897 ; un médecin de la ville avait établi le certificat suivant :

Accidents cérébraux (folie des grandeurs), consécutifs à une opération (extirpation d'un kyste ovarien) couronnée de succès, faite à l'hôpital Lariboisière.

Or, voici l'histoire de notre malade telle que nous avons pu la reconstituer :

Antécédents héréditaires : Mère morte quand la malade avait 6 mois, de cause inconnue ; n'aurait pas présenté de troubles mentaux.

Père mort à 72 ans ; s'est remarié après la mort de sa première femme : il buvait et s'enivrait fréquemment ;

Un frère parti en Amérique et sur lequel nous n'avons pu avoir de renseignements ;

Un second frère, nerveux, bizarre d'humeur, excentrique.

Un autre frère, qui a disparu depuis une douzaine d'années, sans avoir jamais donné de ses nouvelles. D'abord clerc de notaire, il a entrepris ensuite divers métiers, dont il n'a pu faire réussir aucun.

Une sœur mariée, robuste, qui ne paraît pas avoir de troubles mentaux.

Antécédents personnels : Notre malade qui est la cinquième de ces enfants a été réglée à 15 ans, ses menstrues arrivaient toujours avec une avance d'un à deux jours. Elle ne peut nous donner de renseignements précis sur son enfance ; elle aurait reçu une certaine instruction, qu'elle exagère du reste, sans trop de difficulté. Elle n'a jamais fait aucune maladie.

De tout temps, elle-même l'avoue, et son mari le confirme, elle a été impressionnable, peureuse, émotive : lorsqu'il lui fallait traverser une place ou une rue encombrée de voitures, elle n'osait le faire, et préférait s'exposer à un détour quelquefois long — elle n'avait cependant pas alors d'angoisse, affirme-t-elle —. Elle s'emportait volontiers, se mettait facilement en colère; mais cela ne durait pas.

Ménopause à 46 ans, sans aucune manifestation morbide physique ou mentale. C'est à cette époque pourtant qu'elle a commencé à s'apercevoir que son ventre grossissait; bientôt apparurent des métrorragies abondantes qui durèrent pendant 17 mois, jusqu'à son entrée à l'hôpital, c'est-à-dire jusqu'au 18 octobre 1897.

Elle s'était fait admettre à Lariboisière, sans soupçonner qu'il fût nécessaire de pratiquer une opération sérieuse, croyant qu'il s'agissait d'une poche où les règles s'étaient accumulées, et qu'il allait suffire d'une simple ponction pour évacuer ce qu'elle pensait être une collection sanguine. Aussi fut-elle très effrayée lorsqu'on décida de l'opérer.

Néanmoins l'opération qu'on pratique le 21 octobre réussit sans complication. Endormie au chloroforme sans difficulté, Mme B. se réveilla au bout d'une heure et demie; elle n'eut ni vomissements, ni agitation consécutive. Laparatomie médiane, ponction et extirpation d'un kyste parovarien uniloculaire du côté droit; ablation des deux ovaires ; sutures, pansement au stérésol. Au 9me jour on enlève les fils et on panse à la gaze salolée; pas de fièvre, pas de suppuration ; mais vu l'état général d'affaiblissement de la malade, on lui donne pendant la première semaine deux verres de champagne et un pot de thé au rhum par jour ; dans les trois premiers jours qui suivirent l'intervention on pratiqua en outre des injections intra-musculaires de sérum artificiel (5 à 600 grammes par jour).

Au bout de 4 semaines, on l'envoie en convalescence au Vésinet, le 3 décembre. Là, elle reste calme jusqu'au 14 du même mois ; à ce moment elle commence à laisser percer quelques idées vagues de persécution : les autres malades se moquent d'elle, on la fait coucher dans des draps qui ont servi à tout le monde, on dit qu'elle est anémique, qu'elle n'en reviendra pas. Elle tombe peu à peu dans la dépression mélancolique, s'afflige, se lamente, ne dort plus, refuse de manger; ramenée le 17 décembre à Lariboisière, elle y reste deux jours, puis est reprise chez elle par son mari. Là, elle ne tarde pas à s'exciter, devient loquace, a des illusions de la vue : le ciel étant un soir couvert de rougeur, elle croit que c'est un incendie et s'effraye. Au milieu de cela quelques idées, sans suite, de grandeur : elle est très riche, écrit mieux que personne, elle est très savante.

Le 22, son mari doit la conduire à Sainte-Anne, d'où elle est envoyée immédiatement à l'asile de Ville-Evrard. Son exaltation, légère d'ailleurs, persiste une quinzaine de jours, avec le même caractère d'incohérence, des illusions fugaces de l'ouïe et de la vue, des bouffées ambitieuses, suivies de périodes de dépression avec idées confuses de persécution : on la regarde d'un mauvais œil, on cherche à lui créer des ennuis.

Peu à peu tout cela disparait ; l'état général qui était très affaibli se remonte, et actuellement la malade semble revenue à son état normal (janvier 1898). Elle raconte volontiers son histoire, mais d'une façon un peu enfantine, elle paraît très satisfaite d'elle-même, dont elle aime à parler volontiers, rit à ses bons mots, détaille avec complaisance les services qu'elle rend à l'asile ; somme toute, légère note de débilité mentale.

Légère asymétrie faciale, lobules des oreilles adhérents, implantation vicieuse des dents.

Il s'agit donc ici à n'en pas douter d'une dégénérée, la forme même de son délire rappelle de tous points ceux qu'on observe volontiers chez cette catégorie d'individus.

Observation XXXIII (personnelle).

Recueillie dans le service de M. Magnan.

Madame D. âgée de 45 ans, sans profession, entre au service de l'admission le 18 octobre 1897, où l'on établit le diagnostic suivant: exaltation maniaque avec idées confuses de persécution.

Cette femme était entrée à l'hopital Lariboisière le premier octobre pour des métrorrhagies abondantes qui dataient de 3 mois et l'avaient forcée de s'aliter. A l'examen on constate la présence d'un polype muqueux utérin qu'on lui enlève par la voie vaginale, sans anesthésie, le 5 octobre ; suites opératoires normales, pas de fièvre ni de suppuration.

Mais 3 jours après on s'aperçoit qu'elle commence à délirer ; idées confuses de persécution : tout le monde lui en veut, les infirmiers ; les internes, le médecin sont des bourreaux ; troubles de la sensibilité générale : on la viole pendant la nuit, elle est enceinte de l'interne du service qui lui a fait un enfant par le spéculum et lui a donné la syphilis « d'ailleurs tout le monde est syphilitique à l'hôpital, son âme s'est envolée pendant qu'on l'opérait, et regardait l'opération ». Hallucinations de la vue : des infirmiers pendant la nuit grimpaient le long des murs ; insomnie, refus d'aliments, parfois actes de violence.

Cette malade reste 10 jours, couchée dans le service de l'admission, puis on l'envoie à l'asile de Villejuif, où elle est encore actuellement, toujours persécutée et hallucinée, avec de temps en temps temps des périodes d'exaltation.

Cette malade s'était montrée très effrayée à son entrée à l'hôpital, elle avait une peur de mourir qui était loin d'être en rapport avec le peu de gravité de l'intervention.

En outre elle a eu, de 18 à 21 ans, une série d'attaques convulsives avec perte de connaissance et amnésie consécutive, durant de quelques minutes, à quelquefois 1/4 d'heure, sans morsure de la langue ni écume aux lèvres ; un médecin consulté posa à ce moment le diagnostic d'hystéro-épilepsie. Le caractère de cette malade fut toujours assez exalté et romanesque, elle était, au dire de sa sœur, très impressionnable et d'humeur fantasque.

Mariée en 1874, elle ne fut pas très heureuse en ménage, son mari ayant été interné à la maison d'Ivry comme alcoolique. Elle n'a jamais fait de maladies graves ; ni enfants, ni fausses couches.

Bien que nous n'ayons pu relever aucun antécédent héréditaire, il est néanmoins permis, par l'état mental de Mme D... antérieurement à l'opération de conclure à la prédisposition.

Observation XXXIV (personnelle).

Prise dans le service de M. Magnan

M. A... Charles, âgé de 23 ans, imprimeur, entre dans le service de l'admission le 26 février 1898, venant d'un hôpital où il a été opéré il y a 10 jours d'une hernie inguinale droite.

Antécédents héréditaires : Son arrière grand' père du côté paternel a présenté à un moment donné un dérangement cérébral sur lequel nous n'avons pu avoir d'autres renseignements que ceux-ci : c'est qu'il s'en allait courir à travers champs et qu'on fut obligé de le maintenir de force dans une chambre.

Le père âgé de 57 ans est actuellement bien portant, il a eu une pleurésie il y a 5 ans.

La mère âgée de 49 ans est également bien portante. Un frère mort à 13 mois de convulsions.

Antécédents personnels : né à terme, notre malade n'a jamais eu de convulsions, il a marché à 14 mois et a parlé à 18 ; ses premières dents ont apparu à 6 mois. Il n'aurait rien présenté de particulier dans son enfance, sauf un caractère assez autoritaire et volontaire.

A 16 ans il subit un premier internement au pensionnat de Ville-Evrard, en proie à une bouffée subite d'idées délirantes à caractère mégalomaniaque : il est appelé à de hautes destinées, il doit régénérer son pays, « moi, dit-il, je veux faire comme Bismark. »

Il reste à Ville-Evrard du 13 janvier 1892 au 25 février de la même année et en sort dans un état de santé complètement satisfaisant au dire de ses parents.

Il se remet à travailler et fait preuve d'une mémoire extraordinaire qui lui est très utile dans son métier d'imprimeur lithographe.

Réformé pour sa hernie inguinale droite qui parait avoir été congénitale, il se livre à quelques excès de boisson : il prenait ordinairement un litre de vin par jour, le soir après le repas un petit verre de cognac, et de plus en prenait seul, en cachette de ses parents.

Depuis six mois son père avait remarqué chez lui une sorte de tendance à boire beaucoup plus qu'à l'ordinaire, pendant des périodes d'une huitaine de jours, à des intervalles plus ou moins éloignés.

Dans le courant du mois de janvier, il se plaint continuellement de maux de tête violents, que l'on met sur le compte de sa hernie (!). Alors on se décide à le faire opérer, le 18 février 1898.

Dès le lendemain il semble un peu bizarre : A sa mère qui était venue le voir, il glisse mystérieusement à l'oreille « Tu sais, j'ai été opéré, mais tu ne le diras à personne ». De temps en temps on remarque ainsi dans sa conversation quelques extravagances.

Le 22 il s'agite, parle sans cesse, se lève, défait son pansement, disant qu'il est guéri ; série de discours absolument incohérents et sans suite.

En présence de cet état d'excitation qui persiste, on se décide à le conduire à Saint-Anne, le 26 février.

L'opération n'avait par elle-même présenté aucune difficulté ; on avait fait la cure radicale classique. Aucune complication immédiate sauf un léger suintement séro-purulent au niveau d'un ou deux points de suture, où la plaie est rouge.

A son entrée à l'asile on note un état d'excitation assez marquée, avec loquacité incohérente, insommie presque complète ; il cause à voix basse : « l'empereur d'Allemagne et Zola sont mes amis, il faut qu'ils viennent m'embrasser avant que je ne meure. Vive l'empereur d'Allemagne et vive Zola ! » Cet état persiste pendant quelques jours, la température oscillant autour de 37° 5.

Le 4 mars, le malade est plus agité, il bavarde sans cesse, mais relativement peu d'agitation motrice ; température du soir 38° 5 ; il garde volontiers son lit.

Le 6 mars, refus d'aliments, on doit l'alimenter à l'aide de la sonde œsophagienne, voie buccale. La rougeur de la plaie s'étend légèrement vers la région scrotale.

Le 8, après une nuit assez calme, le malade se montre plutôt déprimé, abattu, les yeux s'excavent, le ventre est légèrement ballonné, la température de 38° 4 le matin monte à 39° 7 le soir ; il meurt dans la nuit du 8 au 9, à minuit dix.

A aucun moment il n'a eu de vomissements ni de diarrhée, selles régulières une fois par jour.

Autopsie. A l'ouverture de l'abdomen on constate que le péritoine est dépoli sur toute son étendue et semé d'une multitude de petits points noirs non saillants ; la séreuse est légèrement adhérente aux intestins qui sont également dépolis. Au niveau de l'orifice interne du canal inguinal le péritoine est absolument noir, comme macéré dans un liquide sanieux de très mauvaise odeur; à ce niveau les anses intestinales sont agglutinées entre elles.

Rien de notable dans les organes. Le cerveau lui-même ne présente à l'examen macroscopique, rien de spécial.

En somme nous nous trouvons ici en présence d'un dégénéré alcoolisé déjà traité jadis pour un délire d'emblée du genre de ceux qu'on est accoutumé de voir chez les dégénérés. Cet homme subit une opération, bénigne en somme par elle même, mais compliquée de péritonite mortelle, donc en proie à des accidents septicémiques, et dès lors le rôle de l'opération en elle-même se trouve considérablement diminué dans la genèse du délire.

Observation XXXV (personnelle).

Recueillie dans le service de M. le Docteur Febvré médecin en chef de l'asile de Ville-Evrard.

Pour terminer nous donnerons ici un exemple du rôle que peut jouer une intervention chirurgicale chez un aliéné délirant. Et l'on verra que, somme toute ce rôle est bien minime et se borne à peu près tout entier à servir de direction à la systématisation du délire.

Madame J.. âgée de 52 ans entre à Sainte-Anne le 22 octobre 1896 d'où elle est le même jour transférée à l'asile de Ville-Evrard.

Antécédents héréditaires : père mort à 84 ans, avait des habitudes alcooliques.

Mère morte à 55 ans ; les renseignements font défaut à son sujet.

Aucun internement avoué dans la famille ; nous n'avons d'ailleurs pu nous procurer que des renseignements fort incomplets.

Antécédents personnels : Caractère de tout temps violent et irritable.

Réglée à 19 ans, elle eut en 1867 un accouchement d'un enfant mort-né. Depuis lors, sujette à souffrir du bas-ventre, surtout au moment de ses époques. Vers l'année 1890 elle eut en dehors de ses époques des métrorragies assez abondantes.

C'est de ce moment que datent ses premières conceptions délirantes : il y a des gens qui lui veulent du mal, et qu'elle ne précise pas autrement, qui lui font subir sur le corps des influences électriques, on la met dans un état d'énervement qui l'empêche de travailler ; on se livre sur ses organes génitaux en particulier à des actes sur la nature desquels elle refuse de s'expliquer.

Sur ces entrefaites elle entre à l'hôpital Saint-Louis où l'on diagnostique une ovaro-salpingite double ; ablation des annexes des deux côtés, opération simple et sans incidents, guérison rapide.

Mais dans les jours qui suivirent, un peu de surexcitation, crises de larmes, sans perte de connaissance.

Après sa convalescence (un mois environ après l'intervention) elle ne souffre plus du ventre, mais elle ne peut travailler parceque, dit-elle, le docteur L-C. qui l'a opérée, le lui a défendu. C'est alors aussi que se systématise son délire ; les hallucinations de la sensibilité générale persistant, elle accuse le D[r] L-C. d'en être l'auteur ou de payer des gens qui lui font sur le corps des attouchements ; il se livre sur elle à des expériences, il l'électrise. Récriminations, plaintes contre le D[r] L-C. qu'elle va lui porter de vive voix.

En 1895 elle eut un phlegmon de la main droite: C'est encore M. L-C. qui a donné l'ordre à un homme de la piquer en lui donnant une poignée de main; elle va à l'hôpital Saint-Louis, puis à Beaujon le poursuivre de ses récriminations, même chez lui où elle lui fait des menaces de vengeance ; ce qui amène son internement à Sainte-Anne.

Actuellement, 7 ans après l'intervention, elle conserve le même délire, c'est toujours le D[r] L-C. qui est son grand persécuteur et elle voudrait se trouver en face de lui pour lui crier qu'il est une canaille, qu'il n'a pas le droit de se livrer sur elle à des expériences, ni de la réduire à la misère comme il le fait.

Evidemment il ne peut venir à l'esprit de personne d'incriminer l'opération dans la genèse de ce délire, tout au plus a-t-elle servi de base à une systématisation qui sans elle se serait édifiée quand même d'ailleurs, mais dans une autre direction.

DISCUSSION.

Ainsi d'après les observations que nous venons d'exposer, on voit que dans l'immense majorité des cas on trouve dans l'hérédité des malades, soit l'álcoolisme, soit la névropathie, soit la vésanie, et dans leurs antécédents, ces changements de caractère, ces bizarreries, ces inconséquences, que M. Magnan a bien mis en lumière et qui rentrent dans ce qu'on appelle les stigmates psychiques des dégénérés (1). Si nous ne trouvons pas signalée, dans tous les cas, cette prédisposition, on peut se demander si cela ne tient pas à ce que bon nombre des observations ont été prises dans les hôpitaux, où l'on n'est généralement pas en relation avec les parents des malades, où en outre la famille cache le plus possible ce qu'elle considère comme une tare. Même dans les asiles, où cette raison perd un peu de sa valeur, nul n'ignore la difficulté que l'on éprouve parfois à se procurer ces renseignements. Quoiqu'il en soit, cette connaissance d'une prédisposition explique la divergence des auteurs lorsqu'il s'agit de préciser quel est dans l'opération l'élément capital qui inter-

(1) Magnan. Des signes physiques intellectuels et moraux de la folie héréditaire. — *Encéphale*, 1885, p. 596 et 1886, p. 84.
Magnan et Legrain. Les dégénérés.

vient dans la *pathogénie* de la psychose. De là ces diverses théories que nous allons passer en revue, nous efforçant d'établir que, par aucune d'elles on ne peut expliquer suffisamment la maladie mentale ; nous avons déjà vu que souvent plusieurs d'entre elles concourent à sa production.

Les uns ont mis en avant l'acte opératoire lui-même, le traumatisme. Or, comment expliquer qu'un traumatisme opératoire quelconque puisse retentir suffisamment sur le cerveau pour amener la folie ? « Par sympathie », disait-on couramment jadis, et disent encore aujourd'hui quelques-uns. Mais qu'entend-on exactement par ce mot sympathie ? Il serait, semble-t-il, assez difficile de le préciser. Parchappe (1858), définit la folie sympathique, « celle qui se développerait avec la souffrance d'un organe et qui disparaîtrait avec la guérison de cet organe » ; à cette définition combien peu des psychoses, dites post-opératoires, résisteraient.

Aussi M. Régis lui donne-t-il un sens beaucoup plus large, lorsqu'il dit; « On appelle folie sympathique, toute folie développée sous l'influence d'un processus physiologique ou pathologique de l'organisme, réagissant à distance et indirectement sur le cerveau » ; avec cette restriction toutefois que « pour avoir le droit de prononcer le nom de folie sympathique, il faut que les relations entre le trouble mental et l'affection viscérale soient hors de doute, et qu'il soit bien établi que l'un est la conséquence éloignée de l'autre ». Or, cette réaction à distance sur le cerveau, par quel mécanisme les partisans de la sympathie l'expliquent-ils ? Est-ce par voie réflexe qu'elle se propage ? On a usé et abusé en médecine de la théorie réflexe

Très commode en effet pour classer ce qu'on ne peut comprendre, elle ne semble pourtant pas être de mise ici ; car de deux choses l'une : ou bien on n'attache pas au mot « réflexe » le sens précis qu'il a en physiologie et alors cela ne veut rien dire, ou on lui conserve ce sens, et alors, ainsi que le disait M. le Professeur Joffroy (1) : « on ne peut concevoir cette théorie réflexe qu'à la condition qu'une même intervention produise invariablement les mêmes troubles psychiques, ce qui n'est pas ». Bien au contraire, il n'est pour ainsi dire pas de forme de folie qui n'ait été signalée à la suite d'une intervention déterminée, et inversement il n'est pour ainsi dire pas de variété d'opération qui, au dire des auteurs, n'ait était été capable d'engendrer une psychose déterminée.

Que si, comme le dit M. Régis, en disant folie sympathie ce n'est pas admettre une forme spéciale de folie, ni une entité morbide, et s'il est vrai, ainsi qu'il l'ajoute, que les folies sympathiques, comme toutes les autres, soient dominées par l'hérédité, à quoi bon alors créer un groupe morbide où rentreront les formes les plus disparates et qui n'auront même pas l'avantage d'avoir une étiologie commune. Si, ce qui est l'opinion de quelques-uns, on se retranche derrière le traumatisme en lui-même, on se heurte aux mêmes difficultés. A priori en effet, il paraît étrange dans cette hypothèse que la nature et l'intensité du traumatisme n'aient aucune influence, qu'une amputation de cuisse, une hystérectomie totale, une énucléation de l'œil, produisent les mêmes effets qu'un curettage de l'utérus ou l'extirpation d'une molaire. Puis ce traumatisme lui-même

(1) Joffroy. Leçon orale 1897.

(nous laissons bien entendu de côté les traumatismes crâniens), comment agirait-il sinon par voie réflexe ? C'est là d'ailleurs, l'explication de quelques-uns qui voient dans la psychose le résultat de l'irritation des nerfs périphériques traumatisés par l'opération, et qui ont tenté d'expliquer la plus grande fréquence des cas de folie après les interventions gynécologiques chez la femme par la richesse en plexus nerveux des organes pelviens. Mais alors tout traumatisme, toute intervention portant directement sur un nerf devrait infailliblement produire la folie, ce qui, heureusement, est loin d'être vrai. Nous savons bien que Luzemberger (1) a décrit, consécutivement au traumatisme, des lésions caractérisées par l'augmentation du nombre des cellules ganglionnaires et par une altération de ces mêmes cellules, soit au point correspondant au contre-coup, soit au point traumatisé, consistant en une distribution polaire particulière de la substance chromatophile ; mais il s'agit dans ces cas de traumatismes nerveux portant directement sur l'encéphale, et nous n'en avons que faire ici. Nous savons également que M. Rémy (2) de Nanterre a dit au Congrès français de chirurgie tenu à Paris du 18 au 23 octobre 1887, qu'un léger traumatisme suffisait pour amener des phénomènes inquiétants, et même une terminaison fatale, qu'il a décrit dans ces cas des troubles mentaux divers, depuis la simple dépression passagère jusqu'au délire confirmé et à la démence définitive ; mais il s'agit là de faits survenus chez les vieillards, c'est-à-dire

(1) Luzemberger. Anat. pathol. du traumat. nerveux. *Annal. di Neurologia*, 1897, f. 5.
(2) Rémy. Effets du traumatisme chez les vieillards et en particulier du choc prolongé à forme nerveuse. *Bull. médic.* 24 octobre 1897.

chez des prédisposés de par l'état plus ou moins avancé de dévascularisation et de dénutrition de leur cerveau.

D'ailleurs cette influence du traumatisme tend à disparaître de plus en plus : dans un récent mémoire, M. Jacobson (1), de Copenhague, se fondant sur l'étude de 14 cas, affirme que même le soi-disant delirium tremens traumatique, n'est pas une forme spéciale, qu'en général, le traumatisme a lieu au cours même de l'accès, et qu'il n'en est même pas la cause occasionnelle. Dans le cas particulier enfin, ainsi que le fait remarquer M. le professeur Joffroy, il n'y a le plus souvent ni douleur, ni conscience de l'opération, le malade étant anesthésié.

D'autres auteurs, parmi lesquels au premier rang se place Savage, ont incriminé les anesthésiques, de quelque nature qu'ils soient, et en première ligne le chloroforme, peut-être à cause de son emploi plus répandu. Que l'inhalation de vapeurs chloroformiques puisse produire une exaltation de quelques instants et essentiellement transitoire, nul ne songe à le nier, encore que l'on soit accoutumé de regarder cette excitation comme presque exclusive aux névropathes et aux alcooliques : c'est là un fait de connaissance banale. Qu'à la rigueur, dans les instants qui suivent le réveil, on constate, comme nous avons eu l'occasion de le faire quelquefois à la Salpêtrière dans le service de M. Chaput, une sorte de délire avec exubérance et propos incohérents rappelant à s'y méprendre la première phase de l'alcoolisme aigu : cela est vrai aussi ; nous devons toutefois ajouter que les cas auxquels nous

(1) Jacobson. Sur la pathogénie du delirium tremens. *Zeit. fur Psych* 1897, Bd LIV.

faisons allusion, se sont produits après une anesthésie par l'éther de peu de durée (15 à 20 minutes), et chez des jeunes femmes ordinairement névropathes.

Mais que l'anesthésie puisse produire des troubles mentaux capables de durer des semaines et des mois, on ne le comprend pas très bien : une intoxication aiguë et non répétée, même par l'alcool, ne saurait en effet engendrer de perturbation aussi prolongée (1) ; surtout quand on songe à la dose infime de poison absorbé, à la rapidité avec laquelle il s'élimine et à la variabilité du début de la psychose signalé parfois plusieurs jours après l'anesthésie, alors qu'il est impossible de déceler la moindre trace de poison dans les déchets organiques. Le seul cas où l'on puisse admettre l'influence de cette intoxication chloroformique passagère, c'est lorsqu'elle vient s'ajouter à une intoxication chronique, par l'alcool, par exemple, (Joffroy).

A côté de la théorie qui veut que les troubles mentaux soient sous la dépendance des anesthésiques, nous devons placer celle qui les attribue aux antiseptiques, et en particulier à l'iodoforme. Nombreux furent, et sont encore les défenseurs de cette opinion. Il n'est pas douteux que l'iodoforme puisse produire des troubles mentaux : il suffit notamment pour s'en convaincre de lire l'important travail de M. le professeur Berger (2) paru dans la revue des sciences médicales en 1883. Mais alors il faut une intoxication prolongée par cet antiseptique, il faut aussi que la dose absorbée soit considérable ; et dans ces con-

(1) Joffroy. Leçon inédite. 1897.

(2) Berger. Pansement à l'iodoforme. *Rev. des Sciences. méd. de Hayem*, 1883.

ditions on a des phénomènes d'intoxication, légers ou graves, avec troubles somatiques et symptômes constants que M. le professeur Berger range sous trois chefs :

1° Inappétence et dégoût des aliments, avec saveur d'iodoforme dans la bouche,

2° Petitesse extrême et grande fréquence du pouls, indépendamment de tout accès fébrile et sans modification de mauvaise nature du côté de la plaie.

3° Agitation et insomnie, troubles mentaux; ce dernier groupe de faits pouvant revêtir deux formes : l'une légère à tendance dépressive et automatique, l'autre grave, avec hallucinations, délire, céphalée persistante, prédominance nocturne des phénomènes, parfois pouls filiforme, gâtisme, collapsus et mort. Enfin les accidents doivent cesser immédiatement ou rapidement après la suppression du pansement iodoformé.

Est-ce cela qu'on observe dans la majorité des cas? Non. M. le professeur Berger reconnaît, au contraire, que le propre de l'intoxication dite par l'iodoforme, c'est son irrégularité ; de plus il fait remarquer, à juste titre, qu'il semble étrange de voir les mêmes accidents se produire à la suite d'emploi de doses variant de 5 à 300 grammes d'iodoforme, tantôt après le premier, tantôt après un certain nombre de pansements ; qu'enfin la suppression complète de l'iodoforme n'empêche pas toujours les désordres de persister, parfois même de s'accroître et la mort de survenir. Aussi n'hésite-t-il pas à conclure qu'il faut autre chose que l'antiseptique pour amener le délire, et il fait remarquer que dans la plupart des observations un peu complètes, on trouve des antécédents héréditaires ou personnels.

Nous ne saurions certes mieux faire que nous rallier à une autorité aussi compétente, avec cette remarque qu'ici encore le rôle de l'iodoforme pourra se trouver renforcé du fait d'une intoxication chronique par l'alcool (Joffroy). Si en effet on n'admet pas un terrain prédisposé, on ne conçoit pas comment une simple application de gaze iodoformée sur une plaie chirurgicale, le plus souvent suturée, peut produire des désordres aussi graves que ceux de l'aliénation mentale. Enfin il ne manque pas de psychoses dites post-opératoires où les auteurs ont bien soin de nous faire remarquer qu'on ne s'est pas servi d'iodoforme dans le pansement, et dont les manifestations ne diffèrent en rien de celles attribuées à cet agent antiseptique.

Pour ce qui est de l'infection produite par une suppuration de la plaie, après M. le professeur Joffroy, nous ne doutons pas que le trouble introduit de ce fait dans la nutrition générale soit capable d'agir défavorablement sur le cerveau, mais toujours d'individus prédisposés. Sinon, et nous nous répétons fatalement. — ce que nous disons pour un des éléments de l'opération s'applique nécessairement à tous les autres — tout individu qui suppure devrait délirer, ce qui est bien loin d'être vrai. En outre une suppuration dans les opérations chirurgicales, ou tout au moins une suppuration quelque peu importante et prolongée, est actuellement exceptionnelle ; il devrait donc en résulter que les cas de folie consécutifs devraient être également exceptionnels ; or nul n'a remarqué dans leur fréquence une décroissance proportionnelle à celle des suppurations.

Discuterons-nous la valeur de l'élément obscurité dans la genèse de la folie chez les opérés de la cataracte ? Cela semble superflu. On ne saurait guère admettre son influence que par l'impression morale pénible, la frayeur qu'elle cause au malade : or si cette impression morale est suffisammant intense pour provoquer du délire, n'est-il pas de toute évidence que l'opéré doit être singulièrement émotif, et partant prédisposé pour que son équilibre mental puisse être rompu par un évènement aussi futile ?

D'ailleurs tous les cas de ce genre, nous l'avons vu au chapitre de l'Historique, ont été observés chez des vieillards qui même étaient souvent chargés héréditairement.

M. Mairet insiste sur l'influence des stimulants que l'on donne si souvent aux opérés, du moins dans les premiers jours qui suivent l'intervention ; il a pu effectivement se produire à la suite de l'ingestion de ces stimulants (champagne, grogs, potions de Todd) des cas de délire alcoolique aigu, ou un réveil d'un alcoolisme chronique, mais ce sont là des faits connus, classés, d'un diagnostic généralement possible, et qu'il faut distraire des psychoses dites post-opératoires.

Il nous resterait maintenant à discuter la valeur de la sixième cause mise en avant : l'auto-intoxication produite par la résorption de substances toxiques, qui se fait dans l'organisme du fait de l'ablation de glandes (les ovaires) normalement destructeurs de poisons.

Mais auparavant un mot encore des causes individuelles et indépendantes de l'opération en elle-même, invoquées dans la genèse des accidents : nous entendons parler de la frayeur qu'éprouve le malade de l'intervention chirurgicale et du chagrin qu'il peut avoir d'être privé d'un membre ou d'un organe essentiel. Mais ce sont là à n'en pas douter, si cette émotivité est poussée à l'extrême, — et il faut qu'elle le soit pour qu'un délire éclate, — ce sont là des signes d'une dégénérescence manifeste. Si en effet l'opéré n'a pas d'antécédents héréditaires ou personnels, s'il n'a pas de dégénérescence héréditaire ou acquise, il pourra bien redouter une opération grave, et ce n'est somme toute que très légitime, mais il ne délirera certainement pas du fait de cette appréhension bien naturelle.

Si au contraire, nous avons affaire à un prédisposé, alors ainsi que le dit M. le professeur Joffroy (1), cette peur de l'intervention jouera effectivement un très grand rôle dans la genèse des accidents.

Pour ce qui est de l'âge avancé des malades, nous avons déjà dit les réserves qu'on devait faire à ce sujet : avant d'incriminer l'opération, il faut être bien sûr que le malade n'avait avant elle rien perdu de ses facultés.

L'état d'affaiblissement général de l'opéré, a-t-on dit, est une circonstance favorable au développement de la folie. Cela est possible, mais encore faut-il un terrain propice.

Combien voit-on en effet de gens arrivés au suprême degré de la cachexie qui ne délirent pas pour cela et con-

(1) JOFFROY. Leçons cliniques.

servent jusqu'au dernier moment la plénitude de leur jugement et de leurs facultés intellectuelles.

M. le professeur Joffroy qui s'est trouvé à la tête du service des cancéreuses de la Salpêtrière dit n'avoir jamais constaté chez ces femmes, la plupart arrivées pourtant au dernier degré de la cachexie, de troubles mentaux.

Abordons enfin la grande question de l'auto-intoxication.

C'est, disions-nous un argument des plus sérieux et qui en tous cas flatte le plus les idées modernes. Aussi est-ce surtout de nos jours que cette opinion a été soutenue.

Déjà Glœnœcke, puis Lautun pensaient que la folie était en rapport avec les troubles fonctionnels causés par la mutilation des organes sexuels.

MM. Régis et Chevalier-Lavaure (1) signalent le rôle de l'auto-intoxication dans les folies post-opératoires, qu'ils rangent d'ailleurs dans un même groupe avec la folie de la fièvre typhoïde, des fièvres éruptives, de l'influenza, de l'érysipèle, du choléra, de la fièvre puerpérale et des polynévrites.

M. Ballet (2) dans deux cas de confusion mentale, l'un post-puerpérale, l'autre consécutif à des fatigues physiques et morales, dit avoir trouvé nettement une hypertoxicité des urines, qui a été en s'atténuant pendant la convalescence. Le chiffre moyen de la toxicité urinaire étant 45 cc. par kilog., chiffre indiqué par M. le professeur Bouchard.

(1) Régis et Chevalier-Lavaure. Sur les auto-intoxicat. dans les mal. mentales, *Congrès de la Rochelle*. août 1893.

(2) Ballet. Sur les auto-intoxicat. dans les mal. mentales. *Congrès de la Rochelle*, août 1893.

Les remarquables travaux de M. le professeur Bouchard sur les auto-intoxications, ceux de Brown-Séquard sur la sécrétion des glandes ne pouvaient en effet manquer de provoquer en aliénation mentale des recherches, qui si elles n'ont pas toujours donné des résultats satisfaisants et concordants, n'en sont pas moins d'un haut intérêt. C'est en effet à cette proposition de Brown-Séquard que « toutes les glandes pourvues ou non de conduits excréteurs donnent au sang des principes utiles dont l'absence se fait sentir après leur extirpation ou leur destruction par la maladie », que sont dues les recherches entreprises à la fois et indépendamment par Mainzer (1) à Berlin, par Mond (2) et Chrobak (3) à Vienne, par Muret (4) à Lauzanne, enfin par MM. Jayle (5) et Lissac (6).

Pour ce qui est de la question qui nous occupe ici, on s'est demandé si les ovaires, outre leur rôle physiologique bien connu, n'avaient pas aussi la propriété de fournir une sécrétion interne capable de détruire dans l'orga nisme certains principes nuisibles.

M. Curatulo (7), à la suite d'une série d'expériences est arrivé aux conclusions suivantes :

(1) Mainzer. Vorschlag zür Behandlung der Ausfallerscheinungen nach castration. *Deut. med. Woch.*, n° 12, 19 mars 1886.

(2) Mond. *Munch. med. Woch.*, n° 14, 7 avril 1896.

(3) Chrobak. Ueber Einverleibung von Eierstockgewebe *Centralbl. fur gyn*, n° 28, 1896.

(4) Muret. De l'organothérapie par l'ovaire. *Soc. Vaudoise de méd.* 18 juin 1896.

(5) Jayle. *Presse Médicale.* 9 mai et 29 août 1896.

(6) Lissac. Traitem. des troubles consécutifs à la Castrat. chez la femme. *Thèse*, Paris, 10 juin 1896.

(7) Curatulo. Sur la sécrétion interne de l'ovaire. *Annales d'Ostetrica et ginécologia*, n° 10, 1896.

1° L'ablation des ovaires exerce une influence considérable sur le métabolisme organique.

2° La quantité des phosphates éliminés par les urines est notablement diminuée après la castration.

3° La courbe de l'azote après l'ovariotomie présente une légère oscillation sans tendance bien nette à l'élévation ou à l'abaissement.

4° Après la castration la quantité de CO^2 éliminé par la respiration et celle de l'O absorbé diminuent considérablement jusqu'à une certaine limite à partir de laquelle elle reste stationnaire.

5° Chez les animaux castrés, la courbe du poids s'élève progressivement jusqu'à atteindre des proportions considérables cinq à six mois après l'opération.

6° Quand on fait des injections de suc ovarique à une certaine dose à des chiennes castrées, la quantité des phosphates éliminés par les urines, qui avait diminué considérablement après l'opération, tend à augmenter et à devenir même supérieure à celle d'avant l'opération.

Avec des injections à doses plus fortes encore, la quantité des phosphates augmente d'une façon tout à fait notable. Cette augmentation n'est pas proportionnelle à la quantité des phosphates contenus dans le suc ovarique injecté.

7° L'hystérectomie faite conjointement avec l'ovariotomie ne paraît pas déterminer des modifications autres que celles qu'on constate après une castration simple.

Donc les ovaires, comme les autres glandes de l'économie animale auraient une secrétion interne spéciale capable de favoriser l'oxydation des substances organiques phosphatées, des hydrates de carbone et des graisses.

Quant à l'élément actif dans cette sécrétion interne de l'ovaire, on l'ignore ; serait-ce la spermine ($C^5 H^{14} Az^2$) découverte par M. Alex. Pœhl, dans le suc de divers organes, et entre autres dans l'ovaire ? On ne sait. Quoi qu'il en soit, M. Pœhl, dans une communication présentée par M. le professeur Arm. Gauthier à l'Académie des sciences, le 6 décembre 1897, décrit ainsi les effets physiologiques et thérapeutiques de la spermine : elle préside à l'oxydation des tissus, à la façon d'un ferment; elle a donné des effets thérapeutiques favorables dans toutes les maladies caractérisées par une réduction des oxydations, un ralentissement de l'assimilation, et une diminution de l'alcalinité du sang. En excitant les phénomènes d'oxydation, elle favorise l'élimination sous forme de produits inoffensifs des divers déchets organiques ; toutefois les auto-intoxications intestinales ne sont pas sensiblement influencées.

On conçoit dès lors la théorie nouvelle des troubles nés après l'ovariotomie et le rapprochement qu'on en a fait avec ceux de la ménopause naturelle ; et, ce qui par suite était rationnel, on s'est demandé si en administrant, soit par voie hypodermique, soit par voie stomacale, de la pulpe d'ovaire ou du suc ovarien, de l'ovarine, on ne parviendrait pas à prévenir ou à guérir ces troubles.

M. Tambroni (1), a administré par voie buccale du suc d'ovaire de vache à 5 femmes et à 2 hommes atteints de

(1) TAMBRONI. L'oophothérapie dans les mal. nerv. et mentales. *Acad. delle sc. medich.* di Ferrara, 1896.

troubles mentaux divers : une femme qui avait subi la castration bilatérale était atteinte de lypémanie hypochondriaque ; une autre d'hystéro-épilepsie, deux femmes de confusion mentale, la cinquième de lypémanie simple suite d'accouchement.

Des deux hommes, l'un était un hystéro-épileptique, l'autre un excité maniaque. Outre les phénomènes immédiatement consécutifs à l'ingestion, tels que agitation, chaleur générale, élévation de température, augmentation de la fréquence du pouls et de la respiration, quelquefois avec dissociation, M. Tambroni a noté une augmentation des sulfates et des phosphates, et une diminution des chlorures dans l'urine.

Dans deux cas (jeune homme hystérique et femme castrée) il y eut une aggravation des troubles nerveux et psychiques ; dans les autres, amélioration marquée et même guérison.

M. R. Mond (1), publie 12 observations de traitement ovarien pour des troubles consécutifs à la castration, ou survenus pendant la période de la ménopause. Dans tous les cas il y eut une atténuation progressive des troubles à partir du 3e ou du 4e jour, et une disparition complète au bout de 10 à 12 jours. La dose employée a été de dix tablettes d'ovarine par jour, chaque tablette correspondant à 0 gr. 50 de substance ovarique fraîche. Pour écarter toute idée de suggestion on a, chez plusieurs malades, substitué aux tablettes d'ovarine d'autres de même goût, de même couleur, de même aspect, mais ne contenant que de l'extrait

(1) R. Mond. Organothérapie par l'ovaire, *Munch. méd. Wochen.* 8 septembre, 1896, n° 36.

de viande et du sel de cuisine ; l'administration de ces pseudo-tablettes d'ovarine était régulièrement suivie du retour de tous les troubles.

M. Jacobs (1) relate 51 observations de femmes atteintes de troubles variés et traités par le vin oophoriné à la dose de 20 grammes par jour (soit 0 gr. 20 d'extrait d'ovaire) ; 22 de ces cas sont relatifs à des malades présentant des accidents de la ménopause post-opératoire ; il y eut 11 guérisons complètes et 11 améliorations notables. Mais il s'agissait dans ces cas de troubles légers tels que insomnie, anorexie, bouffées congestives de la face, céphalée intense, faiblesse musculaire. Par contre, chez 15 femmes neurasthéniques, mélancoliques ou franchement vésaniques, il n'eut que 1 guérison et encore incomplète, 10 améliorations légères et 4 insuccès complets. La durée du traitement chez toutes ces malades a été de 1 à 3 mois et toutes les fois que l'amélioration a été progressive, elle s'est manifestée le plus souvent dès le troisième ou quatrième jour du traitement. Il n'y a pas eu à enregistrer d'intoxication imputable à l'ingestion du vin oophoriné.

Enfin M. Jayle (2) dont les travaux sont reproduits dans la thèse de M. Lissac, publie dans la Revue de gynécologie et de chirurgie abdominale, le résumé de ses observations qui comportent 300 cas en cinq années. Il fait une classification des troubles divers consécutifs à la castration, dont nous extrairons ceux qui ont trait à l'aliénation mentale ; il convient que « consécutivement à l'ovariotomie les trou-

(1) Jacobs. Opothérapie ovarienne. *La Policlinique*, n° 23, 1896.
(2) Jayle. Effets physiologiques de la castration chez la femme. *Rev. de gynéc. et de chir. abdom.* Mai juin 1897.

bles mentaux sont rares, que la vésanie et la folie ne surviennent guère que chez les prédisposées par antécédents héréditaires ou personnels ; dès lors s'expliquent les résultats incomplets et souvent nuls qu'il obtint en les traitant par la méthode ovarienne. Il aurait par contre dans les autres manifestations de la ménopause anticipée (bouffées de chaleur, phénomènes congestifs et hémorrhagiques, troubles de la nutrition, modifications du caractère, état neurasthéniforme), obtenu des résultats en général satisfaisants.

Est-on d'après cela autorisé à faire intervenir la théorie générale de Brown-Séquard, pour expliquer les troubles mentaux qu'on voit survenir après la castration. Il ne le semble pas. Il faudrait pour cela en effet que soient réalisés un certain nombre de desiderata dont les principaux sont les suivants ; après l'extirpation des ovaires on devrait voir survenir des troubles mentaux toujours les mêmes ; — quand on injecte ou ingère préalablement de l'ovarine, ces troubles devraient ne pas survenir, ou plus tardivement ; ils devraient s'améliorer quand on institue consécutivement la thérapeutique ovarienne. Or il est loin d'en être ainsi. On ne peut donc en rien comparer ce qui se passe après l'ablation des ovaires avec les phénomènes que l'on voit suivre l'ablation du corps thyroïde par exemple, où, alors, il y a une corrélation constante entre l'extirpation de la glande et les troubles consécutifs toujours les mêmes.

D'ailleurs M. Jayle lui-même, qui a peut-être le plus observé ces cas et le plus pratiqué l'opothérapie, avoue la rareté des troubles mentaux après l'ovariotomie, et la dépendance où ils sont d'une prédisposition héréditaire ou personnelle.

Ainsi se trouve toujours ramenée en avant cette prédisposition que M. le professeur Joffroy et notre maître M. Magnan, enseignent être la grande génératrice de l'aliénation.

Bien que les folies dites post-opératoires, semblent de par leur *Etiologie* ne pas avoir droit de cité dans une classification des psychoses, si cependant elles avaient une autonomie réelle par leur fréquence, par leur date d'apparition, par leur forme clinique, par leur évolution et leur pronostic, on serait toutefois autorisé à les décrire à part. Il est facile de voir que cela n'est pas.

Fréquence. — A première vue, il semblerait que les cas de psychoses dites post-opératoires soient tout ce qu'il y a de plus fréquent : il n'y a pas en effet un chirurgien qui n'en ait plusieurs à citer. Mais si l'on a présent à l'esprit le nombre énorme des interventions chirurgicales entreprises depuis ces dix dernières années notamment, on voit que relativement à ce chiffre colossal, celui des délires consécutifs est plutôt restreint. On n'a pas évidemment et l'on ne peut avoir de statistique d'ensemble sur cette question, on comprend aisément pourquoi ; mais en revanche on trouve certains relevés qui présentent bien leur intérêt.

Toutefois, avant de les énumérer, une remarque préalable s'impose : sous le nom de psychoses post-opératoires, on a réuni, nous l'avons déjà vu précédemment, bon nombre de cas où l'alcoolisme aurait dû être incriminé en première ligne (Obs. VIII. Obs. XXIX), d'autres où l'âge avancé de l'opéré laisse supposer qu'il avait déjà, antérieurement à l'intervention, un certain degré d'affaiblissement des facultés mentales, et même ceci est signalé explicitement dans quelques-unes des observations (notamment cas de Rüdolf Lœwy); enfin certains, dans leur statistique (par exemple Glœnœcke), ont mis en ligne de compte non seulemement les cas de folie confirmée, mais encore des variations de caractère du genre de celles qu'on est accoutumé de mettre sur le compte de la ménopause naturelle ou artificielle, de la menstruation, de la grossesse, etc., et qui, M. Magnan l'a démontré, si, effectivement elles peuvent bien se manifester à l'occasion de ces perturbations physiologiques ou pathologiques, ne sont en réalité que l'indice d'une dégénérescence plus ou moins accusée et n'éclatent qu'en vertu de cette prédisposition.

Ceci dit, et tenant compte de tous ces faits qu'il faudrait mettre à part, voici quelques-unes de ces statistiques, d'ailleurs souvent contradictoires, ce qui prouve bien que les différents auteurs sont loin de s'entendre sur ce qu'ils appellent les psychoses post-opératoires.

Moreau de Jonnès, dans une note lue à l'Institut le 7 août 1843, dit que sur 10111 cas d'aliénation, 154 pouvaient être rapportés à des coups ou à d'autres blessures (y compris les traumatismes crâniens), soit une proportion de 1,5 0/0.

M. Denis, de Montpellier, dans sa thèse intitulée « Hystérie développée chez une femme ovariectomisée » (1880) trouve la folie 2 fois 1/2 sur 100 opérations.

Herbert Mayor (1) dans une statistique générale sur les causes de la folie, portant de 1876 à 1882, indique à l'article « accidents et blessures » la proportion de 5 0/0 chez l'homme et 1 0/0 chez la femme.

Glœnœcke (2) estime qu'après l'ovariotomie on observe « une dépression mentale tantôt légère, tantôt forte et qui, mais rarement, et avec le concours de circonstances déterminantes, aboutit à de véritables psychoses ».

Sears sur 185 cas d'opérations gynécologiques a vu chez 60 femmes survenir des troubles mentaux, proportion beaucoup plus considérable que les précédentes, puisque d'après Sears la moyenne serait de 32,5 0/0.

Werth (3), de Kiel, sur 300 opérations signale 6 fois l'éclosion de la folie ; soit la proportion de 2 0/0.

Gaillard Thomas (4) trouve jusqu'à son époque 26 cas de désordre mentaux consécutifs aux opérations et il y ajoute 6 cas personnels.

M. Segond (5) sur 92 opérations gynécologiques, ne vit que 3 fois survenir des troubles mentaux, et encore dans un cas les désordres psychiques étaient antérieurs à l'intervention.

Rohé (6), de Baltimore, ne peut, en 10 ans, recueillir dans

(1) H. Mayor. Causes de l'aliénation mentale. *Ann. médico-psych.* 1885, p. 500.

(2) Glœnœcke. Modificat. physiol. et psych. observ. dans l'organe fém. à la suite de la perte des ovaires seuls ou des ovaires et de l'utérus. *Arch. fur gynéc.* 1889, d. 35.

(3) Werth. *Mém. à la Société de gynécol. de Halle*, 1888.

(4) G. Thomas. *Médic. News.* 1889.

(5) Luys. *Journ. de médecine.* 26 novembre 1893.

(6) Rohé. Ann. report of the Maryland Hospital for the Insane, nov. 1893, et *Médic. news*, 10 juin 1893.

tous les Etats-Unis, que 25 cas de folie survenue après des opérations gynécologiques, et encore, ajoute-t-il, quelques-unes étaient manifestement malades auparavant.

Sur 7 à 800 opérations pratiquées par M. Weiss de Nancy (*in Th. de Seeligmann*, 1897) il ne trouve que 7 cas de délire, tous après des interventions sur des organes génitaux, soit 1 0/0.

Somme toute nous trouvons les proportions suivantes.

1,5 0/0 (Moreau de Jonnès), coups et blessures de toute nature.

2,5 0/0 (Denis), opérations de tout genre.

5 0/0 et 1 0/0 (H. Mayor) accidents et blessures.

32,5 0/0 (Sears) opérations gynécologiques.

3,25 0/0 (Segond) opérat. gynécol., y compris le cas où il y avait des troubles mentaux préexistants.

2 0/0 (Werth) opérations gynécologiques.

1 0/0 (Weiss) opérations de tous ordres.

Donc, si nous distrayons le chiffre donné par Sears et qui s'écarte véritablement par trop de ceux fournis par les autres auteurs, nous trouvons une moyenne de 1 à 2 cas de folie dite post-opératoire sur 100 interventions ; ce qui n'est pas très considérable.

Nature de l'intervention. — Maintenant si l'on examine la nature des interventions mises en cause, on trouve que la majorité des auteurs incriminent de préférence celles portant sur l'appareil génital, et en particulier sur l'appareil génital de la femme. Quelques-uns cependant n'ont pas trouvé d'après leurs recherches que ce genre d'opérations prédisposât plus que tout autre aux manifestations mentales morbides.

Notamment M. Picqué (1) fait remarquer que les interventions gynécologiques le plus souvent mises en cause, sont précisément les plus bénignes (prolapsus, déchirures du périnée, etc.).

Quoi qu'il en soit, M. Mairet sur 130 cas de délires post-opératoires en signale 22 consécutifs à de grandes interventions sur l'abdomen, dont :

13 ovariotomies,
5 hystérectomies,
2 castrations chez la femme.

Czempin sur 6 cas trouve :

2 cas après ablation du rectum pour cancer,
1 » » de prolapsus utérin,
1 » » d'hémorrhoïdes,
2 » ovariotomie.

Werth sur 6 cas signale :

3 ablations totales d'utérus,
2 » d'ovaires.
1 ovariotomie.

Prochowick, sur 3 cas :

1 ablation d'utérus,
1 opération de cystocèle avec périnéorraphie et amputation du col.
1 ovariotomie.

M. le professeur Le Dentu (in thèse de Vène) sur 68 cas de troubles psychiques recueillis depuis 1885, trouve 38 cas d'opérations portant sur les organes génitaux de la femme, dont :

14 ovariotomies,

(1) Picqué. *Communicat. à la Société de Chirurgie.* Mars 1898.

6 hystérectomies,
3 opérations sur le col,
3 » indéterminées sur l'ovaire,
2 » » sur l'appareil génital,
1 opération mixte,
3 périnéorraphies,
2 myomectomies combinées avec la castration.

Les autres interventions comprennent :

3 cataractes, dont 1 par abaissement,
1 énucléation de l'œil,
2 rhinoplasties,
1 kyste hydatique du rein,
4 cancers du sein,
2 kélotomies,
1 cure radicale de hernie,
2 extirpations du rectum,
1 résection du maxillaire inférieur,
1 » du fémur.
1 » du sternum,
1 redressement de coxalgie,
1 trépanation du crâne,
1 opération d'hémorrhoïdes,
1 » de varicocèle,
1 » de vaginalite hémorrhagique,
3 abcès par congestion,
1 amputation de cuisse,
1 opération sur la vessie,
1 néphrolithotomie.

Ne trouvons-nous pas encore dans cette diversité infinie des interventions une cause qui plaide en défaveur de l'existence autonome des folies dites post-opératoires. On ne conçoit pas très bien en effet comment des causes physiques si différentes, variant de la simple extraction de chicots dentaires à l'opération gynécologique la plus grave puissent au même titre provoquer des perturbations mentales assez sérieuses pour amener une folie confirmée et durable.

Début. — Bien plus, lorsqu'on étudie la date du début de ces manifestations psychiques morbides, on est frappé de la différence qu'il y a selon les cas, et ce, pour une intervention de même ordre, dans le laps de temps écoulé entre l'opération et l'apparition de la folie, sans que rien dans les faits relatés vienne expliquer cette anomalie. Ainsi parfois les troubles mentaux apparaissent immédiatement après l'intervention, au réveil qui suit l'anesthésie, d'autres fois c'est seulement deux à cinq jours après, (cas le plus fréquent d'après M. Picqué (1) ; dans d'autres cas encore on les a vus survenir dans la deuxième ou troisième semaine qui suit l'intervention, enfin on en a signalé dont le début avait eu lieu plusieurs mois après (trois et quatre mois dans des observations de Prochowick rapportées par Tillebrown d'Hambourg). N'est-ce pas là une preuve que l'on a compris sous le nom de folies post-opératoires des cas très dissemblables, et n'ayant entre eux que bien peu de rapport.

Symptomatologie. — Trouvons-nous maintenant dans la symptomatologie des psychoses dites post-opératoires des symptômes communs permettant de les fondre en un même groupe homogène et autonome ? Il s'en faut. Bien

(1) Picqué. Le délire psychique post-opératoire, *Société de Chirurgie.* 23 février 1898.

au contraire, ce qui est la règle dans ces cas, — abstraction faite de ceux où l'alcool joue évidemment le rôle prépondérant, — c'est l'irrégularité et le polymorphisme.

Exaltation, dépression, idées de persécution, idées ambitieuses, hallucinations, illusions, tout s'observe dans ces délires. Bien plus, dans les états d'exaltation, ce n'est jamais à la manie franche que l'on a affaire, pas plus que dans les états de dépression, à la mélancolie typique, mais à ces états alternants d'excitation et de dépression, avec mélange d'hallucinations et d'idées de persécution, mobiles, fugaces, rarement systématisées et qu'en tout cas le malade ne poursuit pas et ne défend pas d'une logique imperturbable, et qui, ultérieuremsnt n'évoluent pas.

Or ce genre de délire est précisément celui qu'on observe communément chez les dégénérés. Nous croyons inutile d'insister sur ce point que nous avons mis en évidence chaque fois que l'occasion s'en est présentée au cours des observations rapportées précédemment.

Certains, ceux surtout qui voient dans les opérations gynécologiques une cause plus efficace de perturbation mentale, ont prétendu que la mélancolie était la forme généralement observée dans ces cas. Cela peut tenir croyons-nous à une chose, c'est à la plus grande fréquence de la mélancolie chez la femme que chez l'homme, d'une façon générale. Nous avons fait en effet le relevé des malades chez qui a été porté le diagnostic de mélancolie à l'Admission de Sainte-Anne, dans le service de notre maître M. le docteur Magnan, depuis ces quinze dernières années (1883-1897), et voici les chiffres que nous avons trouvés :

Sur 29.109 hommes, 2.669 étaient mélancoliques.

Sur 22.665 femmes, 5.485 étaient mélancoliques.

Soit pour les hommes une proportion de 9,17 % et pour les femmes de 24,2 %.

Le maximum pour les femmes fut de 31 à 40 ans (1.459 mélancoliques), puis de 41 à 50 ans (1386) enfin de 51 ans à 60 ans (1.010).

Pour les hommes, la proportion suit, selon l'âge, la même gradation.

Ajoutons que sous ce diagnostic de mélancolie ne sont pas compris les états mélancoliques secondaires des persécutés, des déments, ni les états de dépression transitoires alternant avec les périodes d'excitation, et qu'on a également classés à part les folies intermittentes.

Par cela même on ne saurait fixer aux psychoses dites post-opératoires, une *Marche*, ni un *Pronostic* définis.

Ce sont là choses essentiellement variables et dépendant d'une série de conditions en rapport avec l'état physique et mental antérieur du malade, et qu'il faut étudier dans chaque cas particulier.

Quant au *Traitement*, il doit aussi évidemment varier selon chaque cas particulier et nous ne saurions mieux faire que de renvoyer à l'article de MM. Magnan et Pécharman, paru dans le nouveau Traité de Thérapeutique de M. Robin.

Qu'il nous suffise de dire que ces formes de psychoses, généralement aiguës, soit avec exaltation, soit avec dépression sont essentiellement justiciables du traitement au lit en toute liberté, tel qu'il est pratiqué à l'Admission de Ste-Anne, dans le service de notre maître M. Magnan.

Pour clore cette discussion, qu'il nous soit permis de citer ces mots d'une leçon encore inédite que M. le Professeur Joffroy a bien voulu nous communiquer : « Nous sommes bien loin d'assister à l'éclosion d'un délire engendré de toutes pièces par l'opération ; tout ce que nous pouvons dire, c'est que dans certains cas, qu'on ne peut guère prévoir, chez certains prédisposés qu'on ne peut désigner à l'avance, l'opération détermine l'éclosion d'une bouffée délirante, le réveil d'un délire éteint, ou l'exaspération d'une psychose actuelle. S'il en était autrement, si la cause de la folie dite post-opératoire ne résidait pas en dehors de l'intervention chirurgicale, quelle recrudescence de l'aliénation mentale n'aurait-onpas vue à la suite de l'antisepsie et des progrès de la chirurgie mordene » !

Ainsi l'opération ne joue qu'un rôle tout à fait secondaire et purement accidentel dans l'éclosion de la folie. Bien plus, de tous les éléments que comporte une intervention chirurgicale, les deux qui semblent avoir le plus d'influence dans ce cas, sont l'un de nature purement psychique et sous la dépendance manifeste d'un état névropathique (l'appréhension d'une opération prévue longtemps à l'avance, ou la brusque frayeur causée par une intervention d'urgence qui s'impose (1) ; l'autre d'ordre tout-à-fait général et de plus en plus rare dans la chirurgie moderne (l'infection générale produite par une suppuration (2).

(1) Joffroy. Leçons cliniques.
(2) Cette leçon vient de paraître dans la *Presse médicale* du 9 mars 1898.

Bien qu'à vrai dire la question des opérations chirurgicales faites chez les aliénés dans un but curatif sorte de notre sujet, nous nous croyons cependant autorisé à ne pas la passer entièrement sous silence.

Partant de ce principe qu'une intervention chirurgicale peut produire des modifications dans l'équilibre psychique de l'opéré, il était rationnel qu'à côté de ceux qui admettent la possibilité d'une rupture de cet équilibre, d'autres au contraire jugeassent possible le rétablissement de cet équilibre antérieurement rompu. Il y eut même des auteurs qui, sans l'expliquer bien entendu, admirent à la fois ces deux influences opposées.

Nous n'entendons pas faire allusion ici à ces opérations plus ou moins fantaisistes dont parle M. Sémelaigne (1), consistant, sous prétexte de faire disparaître certaines hallucinations ou manifestations délirantes, à exciser des zones plus ou moins étendues de l'écorce cérébrale, et ce, jusqu'à destruction presque totale de la substance grise des régions frontale et temporale ; c'est à ces interventions que pourrait s'appliquer cette parole de l'auteur ; « En voulant pratiquer la chirurgie chez les aliénés, il faut éviter de tomber dans la folie chirurgicale ».

Nous ne voulons pas davantage parler des trépanations faites contre des troubles délirants ou convulsifs succédant à des traumatismes crâniens, ce sont là des interventions fort rationnelles et qui souvent ont été couronnées d'un succès bien légitime.

Mais à côté de cela, il y a toute une catégorie d'inter-

(1) Sémelaigne. La chirurgie cérébrale dans l'aliénation mentale. *Ann. médico-psychol.* 1895 p. 394.

ventions portant principalement sur les organes génitaux, faites chez des hystériques, des épileptiques, voire même chez des vésaniques francs, dans l'intention d'améliorer leur état mental. C'est à ces cas que fait surtout allusion Krœmer (1), dans sa longue monographie sur la castration.

Or sans aller jusqu'à dire avec Spencer Wells, que c'est là « un crime contre la société et une honte pour notre profession», il faut bien reconnaître que les faits cités par Krœmer, et ceux que l'on trouve épars dans la littérature, sont loin d'être probants.

On trouve en effet à peu près le même nombre d'observations plaidant en défaveur de cette influence heureuse de l'intervention que d'observations plaidant en sa faveur ; sans parler de certaines plutôt étranges comme ce cas de « maladie mentale guérie par épilation de la barbe », dont parle Savage, dans le *Journal of mental Science*, de juillet 1886.

Enfin il est deux autres catégories de faits dont nous ne dirons qu'un mot.

Ce sont d'abord les cas où une intervention chirurgicale est entreprise pour une affection organique chez un aliéné délirant, et faisant entrer dans son délire les troubles qu'il ressent de par son affection somatique. L'on a pu dans ces cas, sans guérir bien entendu la psychose, faire cesser en partie ces interprétations délirantes basées sur des sensations organiques réelles (cas de MM. Picqué et Febvré) (1) ; de même qu'inversement nous avons vu une

(1) Krœmer. Contribution à la question de la castration. *Allgem. Zeit. fur Psychiatr.*, 1895. Bd LII, n° 1.

(1) *Annales médico-psychologiques*, 1893. p. 88.

opération être la base d'interprétations délirantes nouvelles (Obs. XXXV).

En second lieu, on a pu voir, à la suite d'une opération, naître une nouvelle crise chez un intermittent, par exemple, ou l'éclosion d'une poussée obsédante ou impulsive chez un dégénéré syndromique, mais il ne viendrait à l'idée de personne de qualifier ces faits de post-opératoires et manifestement dans ces cas l'intervention n'a pas plus de valeur qu'un accident quelconque physique ou moral dans la vie de l'aliéné ou du syndromique.

Ce sont là des faits intéressants sans doute, mais il y a loin entre eux et la création de toutes pièces d'une psychose ou sa disparition totale.

CONCLUSIONS

1° La fréquence des psychoses dites post-opératoires n'est pas aussi grande qu'il semblerait à première vue. Si en effet les statistiques indiquent comme chiffre moyen 1 à 2 délires sur 100 interventions, il faut en distraire bon nombre de cas dont l'origine directe peut être trouvée en dehors de l'opération (alcoolisme, démence sénile, hystérie), ou dont le début a eu lieu trop longtemps après l'intervention pour pouvoir, en toute sûreté, incriminer celle-ci.

2° Les psychoses dites post-opératoires n'ont pas de symptomatologie, ni d'évolution, ni de pronostic qui leur soient propres et qui permettent de leur faire une place à part dans la nosologie mentale.

3° Leur cause occasionnelle même n'est pas une, et les auteurs ne sont pas d'accord à ce sujet (traumatisme, anesthésie, antisepsie, infection, auto-intoxication).

4° Des deux causes occasionnelles qui semblent avoir un rôle prépondérant dans l'éclosion du délire, l'une tend actuellement à devenir de plus en plus rare (infection), l'autre est d'ordre purement moral (crainte de l'opération et de ses suites) ; et poussée à l'extrême comme elle l'est dans ces cas, elle est l'indice d'une prédisposition manifeste.

5° On trouve dans la plupart des observations des antécédents héréditaires, et dans presque toutes celles qui sont un peu complètes, des antécédents personnels rappelant l'état mental des dégénérés.

6° Les formes mêmes des délires observés peuvent être comparés à ceux décrits par M. Magnan chez les héréditaires dégénérés.

7° L'acte opératoire avec toutes ses suites normales ou ses complications, ne saurait donc jouer qu'un rôle purement occasionnel, au même titre qu'un revers de fortune, un chagrin moral, une perturbation physique quelconque.

8° La véritable cause, celle qui fait vraiment que l'opéré délire, semble résider ici, comme d'ailleurs d'une façon générale en aliénation mentale, dans les prédispositions héréditaires ou acquises.

Telles sont les raisons qui nous ont fait juger bon d'intituler ces cas « psychoses dites post-opératoires ».

BIBLIOGRAPHIE.

AZAM. — De la folie sympathique provoquée ou entretenue par les lésions organiques de l'utérus et de ses annexes. In-8°, Bordeaux, 1858.

ANGELUCCI ET PIERACCINI. — Opportunité et efficacité du traitement gynécologique dans les névroses hystériques et l'aliénation. *Riv. di frenatria*, XXIII, 1897.

ALOMBERT-GOGET. — Contribution à l'étude de l'action thérapeutique des injections de liquide testiculaire dans certaines formes d'aliénation mentale. *Thèse*, Lyon, 1892.

BOYE. — Essai clinique sur les rapports des troubles génitaux avec la folie chez la femme. In-4°, Montpellier, 1895.

BLAISDELL. — Ablation des ovaires dans la démence. *Med. Record.* 20 février 1896.

BARRAUD ET ROUILLARD. — Troubles et accidents de la ménopause. In-8°, Paris, 1895.

BALDY. — Psychoses à la suite des opérations gynécologiques, *Méd. Age. 15*, 1892.

BRODNITZ. — L'action de la castration sur l'organisme féminin. In-8°, Tubingue, 1890.

BROCA. — Frénésie hystérique guérie par la laparotomie. *6e Congr. frenati. itali.*, septembre 1889.

BROWN-SÉQUARD. — Du liquide testiculaire. *Arch. de Physiolog.* n° 4, octobre 1889.

BROUARDEL. — Etat mental de la femme sous l'influence des

fonctions génitales et en particulier de la grossesse. *Gaz. hôpitaux*, mars 1887.

Barwell. — Délire vésanique durant 3 semaines consécutif à l'ovariotomie. *Lancet*, 21 mars 1884.

Robert Bich. — Manie aiguë consécutive à une opération chirurgicale. *Bristish. Medic. Journ.*, avril 1884.

Berger. — Pansement à l'iodoforme. *Rev. des Sc. Médic.*, année 1883.

Bum. — De l'intoxication par l'iodoforme. *Wien. Med. Presse*, n° 7, 1881.

Ballet. — Les psychoses. *Traité de Médecine.*

Bondurant. — Deux cas d'aliénation mentale traités par l'ovariotomie. *Americ. Journal. of Insanity*, janvier 1886.

Boulengier. — Kyste de l'ovaire chez une aliénée. *Communic. à la Soc. de Méd.* In *Bulletin Méd.*, 23 décembre 1894.

Bataille. — Traumatisme et Névropathie. *Thèse*, Paris, 1887.

Baillarger. — Influence de la menstruat. sur la transformat. de la manie en délire aigu. *Ann. médico-psychol.*, 1885.

Ball et Ritti. — *Dictionn. encyclop. des Sc. médic.*, t. XXII, p. 375.

Ball. — La folie menstruelle. *Ann. de psychiâtrie et d'hypnolog.*, n° 2.

Butler Smith. — Manie aiguë consécutive à la rupture du rectum, 13 jours après une ovariotomie. *The Journ. of ment. sc.*, 1893.

Canu. — Résultats thérapeutiques de la castration chez la femme. Conséquences sociales de cette opération, *Thèse*, Paris, 1896.

Crocq. — Etude pathogénique et clinique des névroses traumatiques. Mém. couronné, Acad. Méd. belge, XIV, 1895.

Chatenet. — De la mélancolie dans ses rapports avec les maladies utérines. Contribution à l'étude de la folie sympathique. *Thèse*, Paris, 1893.

Castagné. De l'ablation des annexes de l'utérus dans l'hystérie. *Thèse*, Montpellier, 1890.

Campbell Clark. — Les fonctions sexuelles et de reproduction dans leur rapport avec la folie. *Journ. of mental science*, oct. 1888.

— Alimentation thyroïdienne dans quelques formes d'aliénation mentale. *Améric-journ. of Insanity,* octobre 1895.

Charcot. — Les accidents de chemin de fer (choc nerveux). *Gaz. des Hôpitaux,* 4 décembre 1888.

Chiarleoni. — Hystérie et castration. *Congrès de Pavie,* septembre 1887.

Choteau. — Troubles nerveux après opérations obstétricales. *Arch. de tocologie et de gynécologie*, octobre 1893.

Chrobak. — Ueber Einverleibung von Eierstockgewebe. *Contralbl. für Gynecol.*, n° 28, 1896.

— Des suites des opérations faites sur les annexes de l'utérus. *Bulletin Médical*, 15 novembre 1893.

Conado-Ferranini. — Contributo allo studio della psicosi postoperatorie. *Nuova Rivista*, n° 11, 1893. Napoli.

Chaillou. — Du délire nerveux. *Thèse*, Paris, 1833.

Curatulo. — Sur la sécrétion interne de l'ovaire. *Annali di Ostetrica et ginecologia*, n° 10, 1896.

Calderon. — Délire consécutif à l'opération de la cataracte. *Rivist. clin. de los hospitales*, juin 1890.

Cestan. — Les accidents nerveux au cours de l'empyème. *Gaz. des Hôpit.*, 29 janvier 1898.

Déjerine. — L'hérédité dans les maladies du système nerveux. *Thèse d'agrégation*, 18`6.

Delaye et Foville. — Considérations sur les causes de la folie et leur mode d'action suivies de recherches sur la nature et le siège spécial de cette maladie. *Journ. de méd. chirurg. et pharm.*, Paris, 1821.

E. Dupuy. — Recherches sur les maladies constitutionnelles et diathésiques dans leurs rapports avec les névroses et principalement avec la folie. *Ann. méd. psych*, 1866.

Dauby. — Quelques considérations sur la menstruation dans ses rapports avec la folie, in-4°, Paris, 1866.

Davenport. — Rapport des affections pelviennes avec les troubles mentaux. *Med. News*, 5 nov. 1895.

Debove. — Sur un cas de névrose traumatique. *Soc. méd. Hôpitaux*, 5 avril 1894.

— — Hystérie développée chez une femme ovariotomisée. *Soc. méd. Hôpitaux*, 18 nov. 1892.

Dufournier. — Troubles psychiques post-opératoires. *Arch. gén. médecine*, décembre, 1889.

Dent. — Folie consécutive aux opérations chirurgicales. *Journ. of mental Sc.*, avril 1888.

Denis. — Hystérie développée chez une femme ovariectomisée. *Thèse*, Montpellier, 1880.

Dupuytren. — *Leçons orales de clinique chirurgical.* 2e édit. t. II. 1819.

Deny. — Pathogénie des folies sympathiques. *Presse médicale*, 1896.

Elliott. — L'aliénation mentale dans la puberté. *Médic. Record*, 18 juillet 1895.

Eulenburg. — Névropathie sexuelle. Névroses génitales et neuropsychoses chez l'homme et chez la femme, Leipsig, 1895.

Everke. —De la parotidite et des psychoses après l'ovariotomie. *Deut, med. Woch*, 16 mai 1894.

Ch. Eloy. — La ménopause, ses accidents et leur traitement. *Journ. des Praticiens*, n° 55, 1893.

Engelhardt. — De la production des sympt. nerveux complexes par les modificat. anatomiques des organes sexuels, in-8° Stuttgart, 1885.

Ewens. — Temporary insanity after chloroforme. *Brit. med. Journ.* n° 836.

Forster. — Uber Psychose nach Erkrankung der sexual organen, in-8° Greifswald, 1874.

Aug. Forel. — Guérison de l'hystérie par la castration. *Corr. Blatt. f. schweiz, Aertz*, 15 nov. 1886.

Fusier. — Folie améliorée par un anthrax. *Encéphale*, 1884, p. 65.

Festal. — Étude sur le délire nerveux traumatique. *Thèse*, Paris, 1877.

FERGUSSON (J.). — Folies consécutives à l'épuisement, aux fièvres, aux coups, aux blessures, aux opérations chirurgicales, à la parturition, etc. *The alienist and Neurolog.*, juillet 1892.

FUNAIOLI. — Un cas de folie sympathique post-nuptiale. *Ann. med. psych.*, 1895.

FOUIRAUX. — Contribution à l'étude des traumatismes dans ses rapports avec l'aliénation mentale. *Thèse*, Paris, 1888.

GILLIAM. — Oophorectomie pour l'aliénation et l'épilepsie. *Am. Journ. of Obst.*, octobre 1896.

GUISY. — Difformités congénitales et affections des organes génito-urinaires des deux sexes comme cause de troubles des facultés intellectuelles ou de folie dite sympathique. *Progr. médic.*, 13 juin 1896.

GRANDIN. — Note sur les névroses génitales réflexes chez la femme. *Americ. med. Bull.*, 1er avril 1894.

GARAT. — Influence de la ménopause sur le développement de la folie. *Thèse*, Paris, 1892.

GRAMMATIKATI. — Des phénomènes cliniques observés chez les femmes à la suite de l'ablation de parties séparées de l'appareil génital. *Wratch*, 1, 1890.

GUIMBAL. — De la folie à la ménopause. *Thèse*, Paris, 1883.

GUCCI. — *Rivista sperimentale di medic. legale di Reggio*, fasc. I, 1889, et fasc. II, 1890.

GÉO SAVAGE (H.).— Maladie mentale guérie par l'épilation de la barbe chez une femme. *The Journ. of ment. Science*, juillet 1886.

GROUHEL. — Étude médico-légale des maladies post-traumatiques. *Thèse*, Lille, 1893.

GIOVANNI (de). — Contre l'intervention chirurgicale dans les névroses. *Intern. Klin. Rundschau*, nos 27-29, 1893.

GORTON. — Manie consécutive à l'emploi de l'éther comme anesthésique. *Am. Journ. of Ment. Sc.*, avril 1890.

GOODELL (William). — Notes cliniques sur l'extirpation des ovaires dans l'aliénation mentale. *Americ. Journ. of Insanity*, 1882.

HOBBS. — La gynécologie chez les aliénés. *Americ. med. surg. Bull.*, 28 mars 1895.

HAMILTON. — L'abus de l'oophorectomie dans les maladies du système nerveux. *N.-York med. Journ.,* 18 février 1892.

HOCHWART (Frankl.). – Les psychoses, suite d'opérations sur les yeux. *Jahrbl. f. Psych.*, IX, 1892.

HERRINGHAM. — Observation de troubles mentaux après les opérations. *St-Barthol. hosp.*, XXI, 1885.

ALF. HEGAR. — De la relation des affections sexuelles avec les malad. nerveuses et la castrat. dans les névroses. Stuttgart, 1884.

HOBBS. — Gynécologie chirurgicale chez les vésaniques. *Brit. med. Journ.* 25 septembre 1897.

HERMANCE. — Guérison d'une malad. mentale par introduct. d'un faux testicule chez un individu mono-cryptorchide. *Anc. Journ. of Insanity,* avril 1895.

ICARD. — De l'état psych. de la femme à la pér. menstruelle considéré plus spécialement sous le rapport de la morale et de la médecine légale. *Thèse*, Paris, 1889.

JOFFROY. — Folie post opératoire. *Presse médic.*., mars 1898.

JACOBS. — Folie post-opératoire. *Presse médic. Belge*, 1894.

— Opothérapie ovarienne. *La Policlinique*, n° 23, 1896.

JAYLE. — Opothérapie ovarienne. *Presse médicale*, 9 mai-29 août 1896.

— Effets physiol. de la castrat. chez la femme. *Rev. de gynécol. et de Chirurg*, *abdom.* mai-juin 1897.

KIERNAN. — Mental symptoms after surgical operations. Chicago, 1891.

KRÖMER. — Beitrag zur Castrations frage. *Allgem. Zeit. für Psych.* Band L II, Heft 1, 1895.

MC. KONE. — Acute mania following laparotomy for hysterectomy and intraligamentons cyst. *Med. Sentinel Porttand*, 1894.

LOEWENSTEIN.—*De mentis aberrationibus expartium sexualium conditione abnormi oriendo* in 8° Bomœ, 1823.

LISSAC. — Troubles consécutifs à la castration chez la femme et opothérapie ovarienne. *Gaz. hebdom.*, 15 novembre 1896.

LISSAC. — Traitement des troubles consécutifs à la castration. *Thèse*, Paris, 1896.

LEYDEN. — Hystérique de 30 ans ayant subi 7 opérations graves *Berlin, klin. woch.* 28 novembre 1892.

LÉVIS. — Des troubles de la menstruation dans les maladies du syst. nerveux, *Thèse*, Paris, 1897.

LE DENTU. — Des délires post-opératoires, *Médec. mod.* n°s 4 et 5, janvier 1891.

H. LOSSEN ET FÜRSTNER. — Accès de manie durant six semaines, consécutif à une hystérectomie. *Berlin klin. Wochen* n° 34, 23 août 1880.

LUYS. — Des folies sympathiques consécutives aux opérat. gynécolog. *Ann. de Psych. et d'Hypnol*, juin 1893.

RUDOLF LÖWY. — Geistesstörung nach cataractextration, *Allg. Zeit. für Psych.* Band L II, Heft, 1895.

LOISEAU. — De la folie sympathique, *Thèse*, Paris, 1856.

LUIGI FRIGERIO PICCOLA. — La psicosi di causa traumatica, *Am. médico-psycol.* 1892.

DE LUZEMBERGER. Anatomie pathologique du traumatisme nerveux (*Annali di neurologia*, fasc. 5. 1897).

LEGRAIN. Du délire chez les dégénérés. *Thèse*, Paris, 1886.

MAIRET. Rapport entre les lésions de la sph. génitale et l'aliénation mentale. *Montpell. médical*, 1880-1881-1882.

— Folie post-opératoire. *Bullet. médic.* 28 août 1889.

MARSHALL, Insanity cured by castration. *Med. and Surgic. report.*

MICHÉA. De la lypémanie dans ses rapports avec les affect. des org. génitaux. *France médic.* 1856.

MORSELLI. Notes sur les psychoses cocaïniques et sur leurs variétés nosographiques. *Riforma med.* 27 mai 1896.

MIRAILLÉ. De la neurasthénie traumatique, *Trib. med.*, 15 nov. 1894.

MARRO. Sur les différ. étiolog. dans la folie chez l'homme et chez la femme. *Giornal Accad. di medic.*, Torino, mars 1893.

MANTON. Chirurgie abdominale chez les aliénés. *Americ. Journ. of Obst*, nov. 1892.

Marchionneschi. De la castrat. et de la salpingectomie chez les femmes hystéro-épileptiques. *Ann. d'obst.*., août 1889.

Mercklin. Folie de la puberté. *Ann. méd. psych.* mai 1888.

Marlier. La folie post-opératoire. *Thèse,* Paris, 1897.

Mayer. Phénom. mentaux et nerveux consécutifs aux opérations. *Médecine*, juin 1897.

Musin. Folie consécutive aux traumatismes opératoires sur le syst. général de la femme. *Thèse*, Lille, 1895.

Morel. Traité des dégénérescences, 1857.

F. Mainzer. Vorschtag zur Behandlung der Ausfallsercheinum gen nach castration. *Deutsch. medicin. Woch.* 19 mars 1886.

Muret. De l'organothérapie par l'ovaire. *Soc. vaudoise de Méd.* 18 juin 1896.

R. Mond. Kurze Miheilungen über die Behanduing der Beschwerden bei natürlicher oder durch. operation Veranlasster amenorrhœ mit Eierstocksconserven. *Münch. med.Woch,* avril 1896.

— Organothérapie par l'ovaire. *Münch. med. Woch.* 8 sept. 1896.

Mosher. Mélancolie guérie à la suite d'une pleurésie. *Am.journ. of Insanity*, octobre 1891.

Magnan. Des signes physiques, intellectuels et moraux de la folie héréditaire. *Encéphale*, 1885-1886.

— De l'alcoolisme. Paris 1894.

— Recherches sur les centres nerveux.

— Leçons sur les maladies mentales. Paris, 1893.

Magnan et Pécharman. Traitement des malad. mentales *in Traité de Thérapeut. appliquée.* (A. Robin), Paris, 1898.

Nœcke. Infl. de la menstruat. sur les psychoses chroniques. *Arch. f. Psych.* Bd 5I Heft 4. 1894.

H. Oppenheim. Les névroses traumatiques. *18e Congr. Chirur. Allem.*, 1888.

Pleischl. Ueber aether-und chloroform. Einathmungen als Ursacheh von Psychopathien. *Wien med. Wochensch.*, 1872.

Praud. Troubles névropathiques consécutifs à l'ablat. de l'utérus et des annexes. *Thèse*, Paris, 1895.

PAMARD. Inutilité de l'ablat. des ovaires pour la guérison de l'hystérie. *9e Cong. franç. de Chirurgie* 1895.

PACKARD. Du choc chirurgical. *N. Yok Stat. med. Soc.*, 2 février 1891.

POTAIN. De l'hystéro-traumatisme interne. *Sem. méd.* 9 déc. 1891.

PICHEVIN. Des abus de la castration chez la femme, *Thèse*, Paris, 27 juin 1888.

J. PERETTI. Le traitement gynécolog. dans ses rapports avec les affections mentales. *Berlin Klin. Woch.* Mars, août 1882.

PARINAUD. Psychoses consécutives à l'extraction de la cataracte *Journal de Méd. et de Chirurg.* Août 1890.

S. POZZI. Complications de l'ovariotomie. *Gaz méd. Paris.* 9 août 1890.

PERCY-SMITH. Ovariotomie chez une aliénée. *The Journ. of Ment. Sc.* Juillet 1886.

TH. PINEL Aliénation mentale. 2e édit. 1809.

PÉAN. Les résultats éloignés de la Castrat. utérine par voie vaginale dans les suppurat. pelviennes. *Congr. internat. de gynécol. et d'obst. Genève.* août-sept. 1896.

ALEX. PŒHL. Effets physiolog. et thérapeut. de la spermine. *Acad. des Sc.* 6 décembre 1897.

PAGÈS. De la ménopause et de son infl. dans la product. de l'aliénation mentale. Paris 1876.

PICQUÉ et FEBVRÉ. Contribut. à l'étude du délire d'orig. sympathique. *Ann. médico-psychol.* 1893.

PICQUÉ et BRIAND. Sur le délire psychique post-opératoire, *Communicat. à la Société Chirurgie. Paris*, mars 1898.

RAFFEGEAN. Du rôles des anomalies congénitales des org. génitaux dans le développement de la folie chez l'homme. In-4°, Paris, 1884.

E. RÉGIS. De la folie sympathique liée au processus physiol. et patholog. des org. de la génération. *Journ. Médic. Bordeaux*, 1883.

— Cas de folie consécutive à une ovario-salpingectomie. *Journ. médic. Bordeaux*, 10 septembre 1893.

— Folie sympathique. *Dictionn. Encyclop. des Sc. Médic.*

Régis et Chevalier Lavaure. Des auto-intoxications dans les maladies mentales. *Congr. des Méd. Aliénistes.* Août, 1893.

Rota. De l'influence des lésions physiques et des affections organiques sur les formes du délire chez les aliénés. In-4°, Paris, 1847.

S. Rohé. De l'étiologie des troubles mentaux consécutifs aux opérat. gynécologiques. *N. York méd. Journ.* 14 oct. 1893.

— La démence et les affections pelviennes chez la femme. *Journ. Améric. médic. Assoc.*, 12 oct. 1896.

— The etiological relation of pelvic disease in women to in sanity. *Crit. méd. Journ.*, 25 sept. 1894.

G. Rabec. Des suppurat. en général, et des parotidites suppurées en particulier au point de vue de l'évolut. de cert. maladies mentales. *Thèse,* Paris, 1882.

G. Robin. Troubles psychiques consécutifs aux maladies de l'oreille. *Encéphale*, 1884.

Rémy (de Nanterre). Effets du traumatisme chez le vieillard et en particulier du choc prolongé à forme nerveuse. *Congr. franc. de Chirurgie.* oct. 1897.

Roger. Physiologie pathologique du choc nerveux. *Arch. f. Psychiâtrü*, 1893.

G. Robé. Relations entre les affections pelviennes et la folie chez la femme.

Reclus. Complication des plaies. *Traité de chirurgie.* T. I.

Christian Simpson. Sur la folie post-opératoire. *Arch. neurologie*, août 1897.

Secheyron. Etat mental de la femme dans les affections génitales. *Arch. méd. de Toulouse*, août 1896.

Serrigny. Psychoses génitales : troubles mentaux dépendant des affections utérines. *Thèse*, Lyon, 1895.

Spragus. Un cas de manie aiguë consécutif à une lacération du col utérin et du périnée. *Americ. med. Surg. Bull.* 2 mai 1895.

Spratling. Sur les époques physiologiques qui prédisposent à la démence. *Méd. record.* 14 décembre 1895.

Schoeffer. Influence des psychoses sur la menstruation. *Allgem. Zeit. fü Psch.* B. L-H. 5. 1893.

Savage. Névroses associées à la ménaupose. *London. med. Soc.* 30 octobre 1893.

Sears. — Sur la folie consécutive aux opérations chirurgicales. *Boston med and surg. Journ.*, 29 juin 1893.

Schultze. — Ueber neurosen und. neuropsychosen nach. Trauma. *Volkm. Samml. klin. Vortr.*, n° 14, 1891.

Stone. — Résultats psychiques des opérations gynécologiques. *Journ. of Americ. med. assoc.*, 30 août 1890.

Shepерd. — Manie post-opératoire. *The interna .Journ. of the med. Sc.*, décembre 1888.

Saussol. Varicocèle et hypochondrie. *Thèse de Paris*, 1897.

Schwob. Contribut. à l'étude des psych. menstruelles considérées surtout au point de vue médico-légal. *Thèse de Lyon*, 1892.

Séglas. Leçons sur les maladies mentales.

Sousa Refoios. Alienaçâo mental apos a extraçâo de cataracta dupla. *Rev. de med. e cirurg.*, Lisbonne 1894.

Seeligmann. Contribution à l'étude des troubles mentaux consécutifs aux operat. gynécol. *Thèse*, Nancy, 1896.

Trélat. Des causes de la folie. *Ann. médico-psych.*, Paris 1856.

Tussau. De l'iodoformisme chirurgical. *Sem. médic.*, 4 novembre 1896.

Toulouse. Les causes de la folie.

Gaillard-Thomas. De la manie aiguë et de la mélancolie consécutives aux opérations gynécologiques. *Med. News*, 13 avril 1888.

Selden H. Talcot. Le traumatisme dans ses rapports avec la production et avec la guérison de la folie. *Americ. Journ. of Insanity,* avril-juillet 1888.

Tillebrown. Les troubles mentaux consécutifs aux opérations en gynécologie. *Americ. Journ. of Obstetric*, janvier 1888.

Thomas-Morton. Ablation des ovaires comme traitement de la folie. *Americ. Journ. of Insanity*, janvier 1883.

Tambroni. L'oophorothérapie dans les maladies nerveuses et mentales. *Accad. delle Scienze mediche di Ferrara*, 1896.

A Voisin. Délire de persécution, kyste dermoïde de l'ovaire, laparatomie, disparition des troubles mentaux. *Journ. de méd.*, Paris 17 mars 1896.

VAUGHAN. Les relations des maladies pelviennes avec les troubles psychiques chez la femme. *Med. News*, 27 avril 1894.

VAN HASSEL. Folie post opératoire. *Société belge de gynécologie*, 1894.

VÉNE. Délires post-opératoires. *Thèse*, Paris, 1881.

VALUDE. Réveil d'un état de mal hystéro-épileptique avec délire à la suite d'une opération chirurgicale. *France médicale*, n° 10 1884.

VINCENZO COZZOLINO. Troubles psychiques provoqués et entretenus par les maladies de l'oreille. *La Psichiatria*, fasc. IV, 1887.

WIGLESWORTH. On uterine disease and insanity. *Journ. ment. Sc. London*, 1884.

WILSON. Complications mentales consécutives aux opérations. *Med. News*, 9 janvier 1897.

WERTH (de Kiel). Des psychoses apparaissant à la suite d'opérat. sur l'appar. génit. féminin. *Berlin. klin. Woch.*, 27 août 1888.

WEISS Troubles nerveux et psychiques après la castration double chez l'homme. *Wien. med. Presse*, n° 22 et 25, 1890.

WILLIAM A WHITE. Les bases physiques de la folie et la diathèse de la folie. *Americ. Journ. of. Insanity*, avril 1894.

WORCESTER. La folie puerpuérale est-elle une forme distincte de folie ? *Americ. Journ. of ment. Science,* juillet 1890.

ZUKOWSKI. De la castration dans l'hystérie. *Wien. med. Wochen*, 4 juillet 1890.

Le Mans. — Imprimerie Ed. Monnoyer. — Avril 1898.

www.ingramcontent.com/pod-product-compliance
Ingram Content Group UK Ltd.
Pitfield, Milton Keynes, MK11 3LW, UK
UKHW022117190726
13855UKWH00003B/906